新时代全国高等院校体育学系列教材·专业课

运动处方概要（第二版）

主　　编：王正珍

副主编：王　娟

编　　委：王正珍　王　娟　闫　艳

　　　　　张宁宁　李超君

北京体育大学出版社

策划编辑：佟　晖
责任编辑：郝　彤
责任校对：李光源
版式设计：李　鹤

图书在版编目（CIP）数据

运动处方概要 / 王正珍主编. -- 2版. -- 北京：
北京体育大学出版社, 2024.1（2025.1重印）
　　ISBN 978-7-5644-3949-1

　　Ⅰ．①运… Ⅱ．①王… Ⅲ．①运动疗法 Ⅳ．
①R455

　　中国国家版本馆CIP数据核字(2023)第227889号

运动处方概要（第二版）

YUNDONG CHUFANG GAIYAO（DI-ER BAN）

王正珍　主编

出版发行：北京体育大学出版社
地　　址：北京市海淀区农大南路1号院2号楼2层办公B-212
邮　　编：100084
网　　址：http：//cbs.bsu.edu.cn
发 行 部：010-62989320
邮 购 部：北京体育大学出版社读者服务部 010-62989432
印　　刷：北京昌联印刷有限公司
开　　本：787mm×1092mm　1/16
成品尺寸：185mm×260mm
印　　张：7
字　　数：179千字
版　　次：2018年10月第1版　2024年1月第2版
印　　次：2025年1月第2次印刷
定　　价：40.00元

序

人才培养是高等学校的根本任务，对处于学校工作中心地位的教学工作来说，其质量建设是高等学校的永恒主题。作为传授知识、掌握技能、提高素质的载体，教材在人才培养过程中起着非常重要的作用，是高等学校提高教学质量、促进内涵发展的有力抓手。

一本好的教材，不仅要充分体现教材应有的基础性、示范性和权威性，还要正确把握教学内容和课程体系的改革和创新方向，充分反映学科的教育思想观念、人才培养模式以及教学科研的最新成果，集中展现教材体系的创新，教材内容的更新和教学方法、教学手段的革新，善于处理好理论与实践、继承与创新、广度与深度、知识与技能、利学与利教的关系，成为开阔学生视野、引导学生探索、鼓励学生奋进的学业与人生兼备的"工具书"。

从中央体育学院到北京体育学院再到北京体育大学，这60多年的办学历程，是继承发展的60年，是改革创新的60年，也是教材建设硕果累累的60年。学校不断探索教材建设的内在规律，引领高等体育教育教材建设的创新之路，发展了具有自身特色的教材体系，形成了特色鲜明的三个发展阶段。第一阶段是在20世纪50年代至60年代，我校教师在苏联专家的指导下，制订和编写了各专业的教育计划、教学大纲和主要教材。这批教师在主持和参与1961年国家体委（1998年3月24日，国务院第一次全体会议讨论通过了《国务院机构设置和调整国务院议事协调机构方案》，将国务院体育行政部门的名称确定为"国家体育总局"，由国家体委改组而成。）组织的体育院校18门课程教材编著工作中发挥了重要作用；这批教材也成为我国独立编写的、对苏联教材模式有所突破的第一批体育院校教材。第二阶段是20世纪70年代末至90年代，我校教师在大量承担第二次重编体育院校教材牵头组织工作的同时，针对学校"三结合"的办学目标和人才培养模式，开始了多学科、多专业的自编教材建设。第三阶段是进入21世纪以来，我校教材建设在数量和质量上都取得了重大突破。截至2010年，我校建设了涵盖各专业课程的立项教材共187项，其中有4项教材获得"国家级优秀（精品）教材"称号，14项教材获得"北京市精品教材"称号。可以说上述三个阶段的发展，使我校教材建设水平达到了一个空前的高度，为高等体育人才的培养发挥了重要的作用。

为全面提高高等体育教育质量，深化高等体育教育教学改革，继续加强体育学精品教材建设，2012年初，在北京体育大学教学指导与教材建设委员会的指导下，我们启动了高等教育体育学精品教材建设工程。学校遴选教育部新颁布的体育学类所属的体育教育、运动训练、社会体育指导与管理、武术与民族传统体育、休闲体育、运动康复、运动人体科学7个本科专业的部分基础课程和主干课程开展精品教材建设。我们整合了全校的优质资源，组织专家、教授全程参与教材的规划、编写、初审、终审等工作。按照精品教材的要求，以优秀的教学团队编写优质的教材，出精品、出人才为建设思路，编委会优选学术水平与教学水平兼备、具有创新精神的专家、教授担任教材主编，组织优秀教学团队成员参与教材编写；精确定位教材适用对象，准确把握学生的专业知识结构、能力结构和综合素质，深刻领会课程内涵，简洁洗练地表达知识点、对学生的能力要求和素质要求；融入最新的教学改革和科研成果，吸收国外优秀教材的先进理念和成果，创新利于学生自学和教师讲授的教材体例；学校还投入专项资金，对教材进行一体规划、一体设计、一体编审，并采用多色印刷技术增加教材的美感；为全力保证教材编写质量，北京体育大学出版社资深编辑深度介入教材编写的各个环节。当这批教材展现在读者面前时，我们充满了期待。

岁月如流，薪火相传。60年的教材建设成绩斐然，推动着体育学教材建设步入新的起点、站在新的高度。展望未来，一批批体育学精品教材将随世界一流体育大学的建设进程应运而生，不仅在学校内涵式发展的改革进程中发挥重要作用，而且在全国高等体育院校人才培养中做出积极贡献，在高等教育教材建设中留下浓墨重彩的一笔。

北京体育大学校长

校教学指导与教材建设委员会主任

2013 年 9 月

编委会

前言

运动有益健康毋庸置疑，并且对大多数成年人来说，运动带来的好处远远大于它的风险。美国运动医学会（ACSM）和美国疾病控制和预防中心（CDC）推荐成年人每周至少进行150分钟的中等强度有氧运动，或至少进行75分钟的较大强度有氧运动，或两者相结合；同时还建议每周进行两次抗阻运动。2007年ACSM和美国医学会（AMA）提出了"运动是良医"（EIM）的理念，核心思想是通过大力开展体育活动促进健康，并向全世界推广。本教材通过科学的运动测试和运动处方，指导人们增加体力活动和适当运动，有效预防、延缓和治疗慢性疾病。随着时间的推移，EIM项目已经在世界多个地区得到了发展，在2012年6月，EIM项目于我国正式启动。

众多研究结果支持体力活动与多种疾病及健康状况存在强有力的量效关系，如何发挥运动在慢性疾病患者中的作用、如何践行EIM理念，尤其是对于没有专业背景的普通人来说，如何用运动处方的知识指导科学健身显得尤为重要。针对上述问题，我们组织编写了《运动处方概要》。

本教材共分为五章，绪论包括慢性疾病发生的原因、运动是良医、科学健身新理念；第一章介绍了运动处方，包括运动处方概述和运动的益处与风险等内容；第二章介绍了运动与慢性疾病的关系；第三章介绍了体力活动的推荐量；第四章介绍了你的运动处方，包括经典运动处方和简易运动处方等内容，共列举了41种运动处方，这些运动处方针对多种健康状况和慢性疾病给予了原则性的指导。其中，前16种运动处方根据其制订的基本原则（FITT），即运动频率、运动强度、运动时间和运动类型分别对有氧运动与抗阻运动进行了详细的说明，并指出了需要注意的事项；后25种运动处方给出了不同疾病人群运动的基本原则与注意事项。相关疾病患者在医生或健康管理专业人员的指导下进行运动，可最大程度获得运动带来的好处，并减少运动中可能产生的风险。尽管如此，有些人通过运动可能达不到预期的效果，这是因为人体对运动的反应存在明显的个体差异，健身指导人员应根据运动处方给出的指导原则，针对锻炼者的锻炼目标、体力活动水平、医学信息和体质状态进行相应的调整，真正实现个体化的运动指导。

由于笔者水平有限，本教材难免有不完善之处，敬请广大读者予以批评指正。

《运动处方概要》编写组

2018年4月18日于北京

目录

绪论

1 / 一、慢性疾病发生的原因

2 / 二、运动是良医

2 / 三、科学健身新理念

第一章　运动处方概述

5 / 一、运动处方的概念

6 / 二、运动处方的特点

6 / 三、运动处方的发展史和研究现状

9 / 四、运动处方的分类

11 / 五、制订运动处方的步骤及实施原则

13 / 六、运动处方的基本内容

14 / 七、运动的益处

15 / 八、运动的风险

第二章　运动与慢性疾病的关系

17 / 一、慢性疾病概述

18 / 二、慢性疾病对生理功能的影响

18 / 三、运动干预在慢性疾病预防和治疗中的作用

21 / 四、针对慢性疾病人群制订运动处方的基本要求

22 / 五、慢性疾病人群运动风险的防范

22 / 六、慢性疾病人群运动与药物治疗

第三章　体力活动的推荐量

23 / 一、5岁以下婴幼儿的体力活动推荐量

24 / 二、5~17岁儿童和青少年的体力活动推荐量

24 / 三、18~64岁成年人的体力活动推荐量

25 / 四、65岁及以上老年人的体力活动推荐量

第四章　你的运动处方

26 / 一、经典运动处方

26 / 运动与焦虑、抑郁

30 / 运动与看似健康但不活跃的人群

33 / 运动与哮喘

36 / 运动与血脂紊乱

39 / 运动与癌症

42 / 运动与慢性阻塞性肺疾病

45 / 运动与虚弱

48 / 运动与心力衰竭

51 / 运动与高血压

54 / 运动与腰痛

57 / 运动与骨关节炎

60 / 运动与骨质疏松症

63 / 运动与静坐少动

65 / 运动与类风湿性关节炎

68 / 运动与 2 型糖尿病

71 / 运动与减重

74 / 二、 简易运动处方

74 / 运动与肌萎缩侧索硬化症

75 / 运动与阿尔茨海默病

76 / 运动与贫血

77 / 运动与动脉瘤

78 / 运动与心绞痛

79 / 运动与房颤

80 / 运动与脑损伤

82 / 运动与心脏移植

83 / 运动与脑性瘫痪

84 / 运动与冠状动脉旁路移植术

85 / 运动与囊性纤维化

86 / 运动与晚期代谢疾病

87 / 运动与失聪

88 / 运动与心脏病

89 / 运动与肺康复或心肺移植

90 / 运动与智力障碍

91 / 运动与多发性硬化症

92 / 运动与肌肉萎缩症

93 / 运动与植入心脏起搏器或心脏除颤器

94 / 运动与外周动脉疾病

95 / 运动与帕金森病

96 / 运动与小儿麻痹症或小儿麻痹后遗症

97 / 运动与脑卒中

99 / 运动与心脏瓣膜病

100 / 运动与视觉障碍

绪论

一、慢性疾病发生的原因

体力活动不足和缺少运动是慢性疾病发生的主要原因。随着社会的进步和人们生活条件的改善，人们的生活变得更加便捷和舒适，人们为生存所必须付出的体力消耗越来越少。与之相伴随的是世界范围内由于人们体力活动严重不足所带来的一系列公共卫生问题，如肥胖、糖尿病、心脑血管疾病的发病率上升，由此引发相关的健康及寿命损失，经济负担增加。

体力活动不足和静坐少动的生活方式是当今慢性非传染性疾病发生的第一独立危险因素，是21世纪最大的公共卫生问题，已经成为全球范围死亡的第四大危险因素。

目前认为影响健康的三个主要因素是生物遗传、环境和行为方式（图1-1）。在人类遗传特性不容易改变的今天，人们试图通过改变环境和行为方式来促进健康。行为方式主要包括运动、吸烟和膳食。运动是预防和治疗疾病的重要措施。大量研究证实，积极提倡体力活动和科学运动是减少慢性非传染性疾病的有效策略，在预防、延缓、逆转和治疗慢性疾病中发挥重要作用。毫无疑问，不吸烟和合理膳食对维持和促进人体健康有着至关重要的作用。

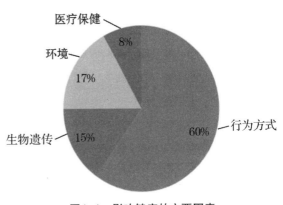

图1-1　影响健康的主要因素

二、运动是良医

运动是良医（Exercise is Medicine，EIM）是2007年由美国运动医学会（American College of Sports Medicine，ACSM）和美国医学会（The American Medical Association，AMA）共同发起的以增加体力活动和适当运动为核心的健康促进项目，即采用科学的运动测试和运动处方，指导人们增加体力活动和适当运动，有效地预防和治疗慢性疾病。EIM大力倡导体力活动和适当运动成为预防和治疗慢性疾病不可或缺的理念，促进医护人员、健身指导人员和大众之间的练习，鼓励初级保健医生和健身指导人员合作，当为患者制订治疗计划时应包括运动处方。经过积极推广，该项目得到世界多个国家的响应和参与，中国疾病预防控制中心和中国体育科学学会于2012年6月加入此项目。EIM倡议是一个全球性的、多层面的创举，使体力活动对疾病的预防和治疗成为多个国家卫生保健系统的重要组成部分。

三、科学健身新理念

依据世界卫生组织全球体力活动建议和多国体力活动指南，科学健身应包括适量运动、增加静坐少动间断次数和增加日常体力活动三个部分。

（一）适量运动

运动或体育活动是以增进健康为目的的有计划、有组织、有规律、可重复的体力活动。

适量运动是指每一个成年人每周应至少进行150分钟中等强度的有氧运动，或至少进行75分钟较大强度的运动、2～3次抗阻运动、2～3次柔韧性运动。

有氧运动是指中低强度、动用大肌肉群、持续较长时间的运动，可以是快走、慢跑、骑车、划船、广场舞、秧歌舞等多种形式。中等强度运动时的主观感觉是"稍微有些累""微微出汗"，步行速度是110～120步／分钟，运动中应达到和维持的心率是最大心率的64%～76%（最大心率＝207－0.7×年龄）。锻炼者既可以选择每次进行30分钟、每周进行5次中等强度的有氧运动，也可以选择每次进行25分钟、每周进行3次较大强度的运动，或者两种强度的运动交替进行；每天的运动量可以一次连续不断地完成，或者分成若干段完成，但是每段运动时间不少于10分钟。

成年人应使用多种运动方式和器械设备，针对每一个主要肌群每周进行2～3次力量训练；对于老年人或之前静坐少动者，开始力量训练时可以采用很轻或比较轻的阻力；在每次力量训练中，每个肌群进行2～4组，每组重复8～12次（较大阻力）可以改善肌肉力量；每组重复10～15次或15～20次可以改善肌肉耐力。两次力量训练的间歇时间至少是48小时。

为了改善关节活动度，成年人每周至少应进行2～3次柔韧性训练。每次拉伸在达到拉紧或轻微不适状态时应保持10～30秒，每一个部位的拉伸可以重复2～4次，累计60秒。静力性拉伸、动力性拉伸都是有效的，当肌肉温度升高后进行柔韧性训练的效果会更好。因此可以在拉伸前进行有氧运动或洗热水澡使肌肉的温度升高。

（二）增加静坐少动间断次数

静坐少动是指能量消耗在低于1.5倍基础代谢的觉醒状态，如坐着、躺着、看电视和其他基于屏幕的娱乐活动。静坐少动行为所带来的代谢问题和对健康产生的不良影响与体力活动不足所产生的影响是不同的。

静坐少动行为是慢性疾病的独立风险因素。改变这一行为最有效的方式是在完成运动处方指南运动推荐量的基础上，鼓励人们多进行较低强度的体力活动和不断增加静坐少动间断的次数，如静坐少动状态的工作者应至少每小时站立或从事其他形式的较小强度的体力活动1～5分钟。

达到前述"适量运动"的人可能长时间处于静坐少动状态，如早晨运动30分钟后一直坐着工作3小时即是一种静坐少动状态；也有的人静坐少动状态表现为每周少于3次、每次少于30分钟的中等强度运动，而且持续3个月以上，这种静坐少动状态等同于体力活动不足或缺乏运动。上述两种不同形式的静坐少动状态均可对健康产生不良影响，后者的影响会更大。

（三）增加日常体力活动

体力活动，又称身体活动，是指因骨骼肌收缩引起能量消耗明显增加的活动，包括职业性、交通性、家务性和娱乐性体力活动，如体育活动属于娱乐性体力活动。在日常生活中可以出现多种形式的体力活动，如脑力劳动者生活中应增加的体力活动包括采用步行、骑车、购物、做家务等形式来增加体力活动。

在我国居民中，能达到每周运动3次及以上、每次30分钟及以上、中等或较大强度者称之为常运动人口。据调查，虽然我国60～69岁年龄段的常运动人口比例最高，但是也仅占18.20%。（图1－2）

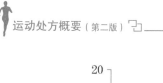

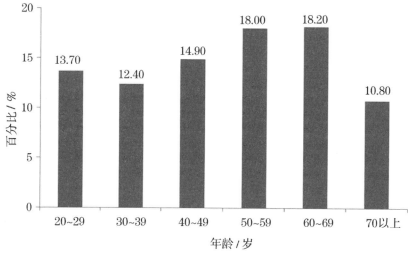

图1-2 我国常运动人口的比例

资料来源：2014年全民健身活动状况调查公报数据。

    面对常运动人口比例较低、体质状况不佳及慢性非传染性疾病低龄化和高发病率的形势，以科学健身为抓手，开展多种形式的健身活动项目，对延缓慢性非传染性疾病的进程和提高其治疗效果具有显著意义，对推动我国运动科学研究和大众健身运动的科学化进程具有积极的作用。

第一章　运动处方概述

一、运动处方的概念

20世纪50年代，"运动处方"（Exercise Prescription）这一术语由美国生理学家彼得·卡波维奇（Peter Karpovich）提出，1969年世界卫生组织正式采用"运动处方"这一术语，进而得到了国际上的广泛认可，其概念和内容得到不断完善和充实。根据运动处方进行体育活动，既安全可靠，又有计划性，可在较短时间内起到健身、预防疾病和康复治疗的作用。

运动处方是由运动健康指导师、康复医师、康复治疗师、社会体育指导员或临床医生等专业人员依据健身的目的，参加体育活动者的年龄、性别、个人健康信息、医学检查、体育活动的经历，以及心肺耐力等体质测试结果，采用处方的形式，制订的系统化、个性化的体育活动指导方案。运动处方的基本内容包括运动频率（每周运动多少次，Frequency）、运动强度（费劲程度，Intensity）、运动方式（运动类型，Type）、运动时间（每次或每周运动的时间，Time）、总运动量（由运动频率、运动强度和运动时间组成，Volume）或能量消耗目标和运动处方实施进程（Progression），即运动处方的FITT-VP原则。在运动处方中还应明确运动中的注意事项及运动中医务监督的力度。在实施过程中应注意观察体育活动者的反应和健身效果，及时调整运动处方。

运动处方类似于医生开的药方，在制订运动处方之前需获取体育活动者或病人的基本信息、医学检查结果，同时还应有危险分层和体质测试。运动处方与药物处方两者之间的关系如表1-1所示。

表1-1　运动处方与药物处方两者之间的关系

项目	运动处方	药物处方
类型	运动方式	药物名称
剂量	运动时间、运动强度、运动频率（次／周）	每次的剂量及次数（次／天）
总剂量	每周总运动量或能量消耗	某一疗程药物的总量
干预／治疗周期	运动处方实施进度	药物使用进度
注意事项	运动时的注意事项	药物使用的注意事项

二、运动处方的特点

运动处方的特点主要表现在以下三个方面。

（一）个体化

在制订运动处方之前运动处方制订者首先应了解锻炼者的年龄、性别、个人健康信息、体育活动的经历、医学检查，以及心肺耐力、身体成分、肌肉力量、肌肉耐力、柔韧性等体质测试结果；其次应综合判断锻炼者的健康状态、体力活动现况、有无疾病或危险因素等情况之后，有针对性地制订运动处方。

（二）科学性强

运动处方的制订和实施过程是严格按照康复体育、临床医学、运动学等学科的要求进行的，有较强的科学性。锻炼者按照运动处方进行锻炼能在较短的时间内，取得较明显的健身和康复效果。

（三）安全有效

锻炼者按照运动处方有计划地进行健身锻炼，能够以较短的时间、适宜的运动负荷，获得较大的锻炼效果，有效地提高身体机能，达到预防和辅助治疗某些慢性疾病的目的；同时显著降低运动损伤的发生率，达到事半功倍的效果。

三、运动处方的发展史和研究现状

早在公元前被誉为西方医学之父的希波克拉底（Hippocrates，公元前460—370）就指出，"如果我们能够给每一个人适当的营养和适量的运动，既不是太少，又不是太多，我们会发现通向健康最安全的路径"。

20世纪60年代，运动处方由于被用于冠心病人的康复，引起心血管疾病治疗领域的一场革命而受到重视。世界各国特别是经济发达国家对运动处方的理论和实践进行了大量的研究，并将运动处方广泛地应用于健身锻炼、预防和治疗疾病中。

20世纪60年代末70年代初，美国运动医学专家肯尼斯·库珀（Kenneth H.Cooper）提出，医生应根据每个人的情况开运动处方，也就是说，必须能确定适当的运动量，以保证进行运动后能收到良好的效果。他发明了闻名世界的耐力训练法——有氧训练法，其中，有最为著名的"12分钟有氧跑"。库珀根据测试结果，制订了很好、良好、及格、不及格和很差5类心肺耐力标准，被测试者对照相应一类的耐力标准进行适当的运动。

联邦德国的黑廷格和缪拉于1953年发表了不同运动强度、持续运动时间和运动频率对人体产生不同影响的论文，对运动处方的发展起到了促进作用。德国Hollmann研究所从1945年起对运动处方的理论与实践进行了大量的研究工作，成果显著。该研究所制订出针对健康人以及高血压、心肌梗死、糖尿病、肥胖征病人等各类人群的运动处方，并针对市民开展运动处方的应用和咨询工作。

在日本东京大学运动生理学教授猪饲道夫的倡导下，日本于1970年成立了"日本体育科学中心"，1971年该中心成立了运动处方研究委员会，并跨越全国组织了20多个研究小组，获得了丰富的实践经验和理论研究成果。

ACSM在运动处方的发展过程中发挥了非常重要的作用。ACSM于1975年首次出版了《ACSM运动测试与运动处方指南》（ACSM's Guidelines for Exercise Testing and Prescription），2017年发行了第十版。每一版都综合了世界各国专家的研究成果，对原内容进行了补充和修改，使《ACSM运动测试与运动处方指南》一书的内容代表了运动处方的最新研究成果，被誉为全球科学健身的金标准，形成了运动处方的FITT－VP原则。此书的第十版已经由北京体育大学王正珍团队翻译成中文，由北京体育大学出版社出版。

根据医学史记载，早在公元前3000年，阴康氏发明了一种通过舞蹈来缓解关节病痛的运动疗法。距今两千多年的《黄帝内经》已有运动结合意念和呼吸应用于临床治疗的相关记录，成为运动处方的雏形。公元前239年前后《吕氏春秋》提出了"动以养生"的观念。湖南长沙马王堆3号汉墓出土的汉代《导引图》描绘了各种年龄的人做收腹、踢球、深呼吸等动作有40多处，这些动作大体可分为呼吸运动、徒手运动和器械运动三部分。名医华佗（约145—208年）创编的"五禽戏"、隋代太医巢元方在隋大业年间（605—616年）编著的《诸病源候论》中的运动疗法，以及明清时期，在民间广为流传的八段锦都为"运动处方"奠定了基础。

我国于20世纪80年代初期引入运动处方的概念和理论，30多年来在应用推广和科研方面，取得了长足的进步。南京医科大学（周士枋、励建安）、哈尔滨医科大学（刘纪清）、河北省人民医院（曲镭、王茂斌）、上海华山医院（范振华）、北京中日友好医院（俞秀章、孙银香、邹之光）、北京安贞医院（孙雨明）及一些疗养院，是我国开展运动处方工作较早的医院。北京体育大学（杨静宜）、首都体育学院（康玉华）、上海体育学院等是进行运动处方相关人才培养较早的体育院校。

运动处方是非药物治疗重要的组成部分。进入21世纪以来，不论在国内还是国外，运动处方研究与应用均有了很大进展。其主要发展趋势为，运动处方从应用于康复领域逐渐发展到更多地应用于疾病预防和健身领域（如健康管理中心、健康体检中心、健身房、社区健康服务中心、体育科研机构、养老院、疗养院等）；由心脏康复运动处方发展到增强体质健康、减缓多种心血管疾病风险的运动处方；由单一提高心肺耐力的运动处方，发展到多方位提高身体素质的运动处方；简化了运动前的健康筛查流程；处方程序由人工制订到信息化处理、App技术应用等。运动处方的应用更加广泛、个体化程度更加凸显，适应病种不断增加；明确了运动风险的危险分层方法，重点关注那些确诊疾病的人群，针对低危、中危、高危人群分别给出运动测试和医务监督建议；明确了经过适当训练的非医务人员也能安全地进行临床运动测试，有助于临床运动测试在更多实践领域的推广。

以"运动处方"为主题词的论文发表数量反映了运动处方相关科研的进展情况（表1-2）。从图1-3可以看出，进入21世纪以来，我国有关运动处方方面的研究论文发表数量快速增加。

表1-2　近40年来我国以"运动处方"为主题词发表的论文数量

时间／年	论文发表总数／篇	百分比／%	核心期刊论文发表总数／篇	百分比／%
1979—1985	64	0.89	0	0
1986—1990	93	1.29	0	0
1991—1995	171	2.37	47	3.92
1996—2000	447	6.20	101	8.42
2001—2005	1387	19.24	323	26.92
2006—2010	2101	29.14	331	27.58
2011—2015	2246	31.16	258	21.50
2016—2017	699	9.70	140	11.67
共计	7208		1200	

注：百分比是指不同阶段发文量占总发文量的百分比。

但是与国外运动处方研究与应用相比，我国有关的研究尚缺乏大样本、大规模、多指标、长时间追踪及多学科之间协作的研究。我们应加强基础理论的研究，建立不同人群的运动处方库，扩大针对慢性疾病的运动处方研究，加强运动处方个性化制订的研究，促使我国传统体育手段在运动处方中的应用，简化运动测试流程及运动中监测方法，促进运动处方信息化与可穿戴设备的融合、App技术的应用，将会使运动处方的应用更加广泛。

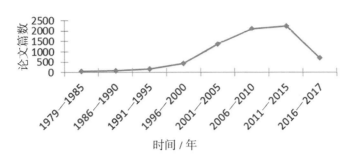

图1-3　近40年来我国以"运动处方"为主题词发表的论文篇数

四、运动处方的分类

随着运动处方应用的不断扩大，运动处方的分类方法也在不断改进，采用不同的方法，可将运动处方分为不同的种类。根据锻炼人群运动处方可分为健身性运动处方、慢性病预防性运动处方和康复性运动处方；根据锻炼目的运动处方可分为心肺耐力运动处方、力量运动处方和柔韧性运动处方。在运动疗法领域，使用辅助用具、穿戴假肢、步态训练、操纵轮椅的训练等都有相应的运动处方。

（一）根据锻炼人群分类

1. 健身性运动处方

为了促进身体健康，每个成年人每周应至少进行150分钟中等强度的有氧运动或进行75分钟较大强度的运动，2～3次抗阻训练，2～3次柔韧性训练。在普惠性指导的基础上，针对不同年龄段、不同性别、不同体力活动水平、不同机能状态和所处不同运动环境的锻炼者制订不同的运动处方是有必要的。运动处方的主要目的是指导锻炼者根据自己的实际情况，采取适当的体育活动进行科学锻炼，以便安全有效地提高健康水平、机能状态及"健康体适能"（Health-Related Physical Fitness），预防心血管疾病的危险因素，如高血压、血脂异常、高血糖、肥胖等的发生，实现零级预防的目的。健身性运动处方广泛应用于学校、社区、健身机构、疗养院、科研机构等场所。健身性运动处方主要由体育教师、社会体育健身指导员、私人健身教练和运动处方师等来制订。

2. 慢性病预防性运动处方

针对有不同心血管疾病危险因素的锻炼者，如高血压前期或早期、血脂异常、糖尿病前期或早期、轻度肥胖症的锻炼者，制订个体化的运动处方，主要目的是逆转心血管疾病危险因素或延缓其发展，预防心血管疾病的发生，实现一级预防的目的。慢性病预防性运动处方用于学校、社区、健身机构、健康管理机构、疗养院、科研机构等场所。慢性病预防性运动处方主要由接受运动人体科学专业培训的体育教师、运动健康指导员、社会体育健身指导员、私人健身教练和运动处方师等来制订。

3. 康复性运动处方

康复性运动处方的对象，是经过临床治疗达到基本痊愈，但遗留有不同程度身体机能下降或功能障碍的患者，如冠心病、脑卒中患者、手术后病人，以及已经得到一定控制的慢性病患者，如高血压、血脂异常、糖尿病、肥胖症患者等。这类运动处方的目的是，通过运动疗法帮助患者提高身体机能，缓解症状，减轻或消除功能障碍，预防疾病加重或者出现并发症，减少疾病的危害；通过运动处方的实施防止伤残和促进功能恢复，尽量提高患者的生活自理和工作能力，提高生命质量，延长寿命，降低病死率，实现二级和三级预防的目的。康复性运动处方主要用于综合医院的康复科，康复医疗机构，健康管理机构及社区医疗机构的康复工作。康复性运动处方主要由康复医师、康复治疗师、运动处方师来制订。

（二）根据锻炼目的分类

1. 心肺耐力运动处方

心肺耐力运动处方，以提高心肺耐力为主要目标。早期用于发展心肺耐力以提高运动员的训练水平。20世纪60年代，心肺耐力运动处方在急性心肌梗死患者被抢救成功以后，或心脏搭桥术后的康复锻炼中发挥了重要作用。这类病人按照运动处方进行系统的锻炼，可以缩短住院时间，更快地恢复工作能力，故又被称为心脏康复运动处方。20世纪60年代以来，心肺耐力运动处方除用于急性心肌梗死康复，已经广泛用于心肺耐力低下（如长期静坐少动人群）、慢性心血管疾病（如冠心病、高血压）、代谢疾病（糖尿病、肥胖症）、长期卧床引起心肺功能下降等疾病的预防、治疗和康复。

研究证实，心肺耐力是体质健康的核心要素，提高心肺耐力可以减缓心血管疾病等多种疾病的发病率和死亡率。在全民健身计划实施的过程中，心肺耐力运动处方被用于科学健身的指导，以提高锻炼者的心肺耐力、维持合理的身体成分、改善代谢状态，缓解或配合药物治疗高血压、血脂异常、糖尿病等疾病，预防动脉粥样硬化性疾病的发生。

2. 力量运动处方

力量运动处方主要的作用是提高肌肉力量、肌肉耐力和爆发力。肌肉力量的增加可以降低患心脏病等心血管疾病的风险。通过有规律地抗阻训练，锻炼者不仅可以提高肌肉力量，同时机体中与健康相关的生物标志物也会发生一系列明显的变化，包括改善身体成分、血糖水平、胰岛素敏感性及前期到早期高血压患者的血压。锻炼者借助抗阻训练不仅可以增加肌肉力量和体积，还可以有效地增加骨密度和骨矿物质含量，可预防、减缓甚至逆转骨质疏松症患者的骨质流失。通过有规律地抗阻训练，可以使萎缩肌肉的力量得到提高，肌肉横断面和体积加大，起到改善肢体运动功能的作用。

由于力量运动处方具有改善肌肉力量和肌肉体积的作用，是适当运动的组成成分。其既可以用于普通健身者增强肌肉力量和肌肉耐力的训练，也可以用于增肌者（如健美者）、需要进行体重管理者（如肥胖症患者）和老年人，特别是肌少症患者等人群增强肌肉力量和肌肉耐力的训练，还可以用于因伤病导致肢体长期制动、长期卧床等引起的废用性肌肉萎缩人群的康复和身体发育畸形人群的矫正等。

力量运动处方的出现晚于全身耐力运动处方。20世纪80年代以来，在逐步明确了骨骼肌对抗阻训练的适应性结果、对抗阻训练的神经适应性、对抗阻训练的心血管适应性、对抗阻训练的内分泌反应、对抗阻训练的代谢变化及因抗阻训练造成结缔组织和骨骼改变的意义等基础上，进一步明确了抗阻训练是"利用阻力对抗肌肉的活动，可以增强肌肉力量、爆发力、肌肉耐力和增大骨骼肌体积"。

3. 柔韧性运动处方

柔韧性运动处方的作用是根据个体化的训练目标来提高"关节活动幅度"（Range of Motion，ROM）；柔韧性训练还可提高韧带的稳定性和平衡性，特别是与抗阻训练结合时；有规律地柔韧性训练可能会减少锻炼者的肌肉韧带损伤、预防腰痛，或者缓解肌肉酸痛。柔韧性训练是适当运动的组成成分，在全民健身运动中，可用于提高身体的柔韧性，预防随年龄增长而导致ROM下降。在康复医学中，通过各种主动、被动的柔韧性训练，使因伤病而受影响的ROM得以维持、增加或恢复到正常的范围，同时起到改善肢体运动功能的作用。

五、制订运动处方的步骤及实施原则

制订运动处方一般应按照以下步骤及实施原则逐步进行。

（一）全面了解处方对象的体质和健康状况

在制订运动处方之前，一定要通过口头询问、问卷调查、医学检查、体质测试等途径，了解处方对象的体质和健康状况。需要了解的内容有身体发育情况、家族史、疾病史、目前伤病情况和治疗情况、近期身体健康检查结果、体质测试结果、运动史、近期锻炼情况等。详细内容将在后面有关章节中介绍。

全面了解处方对象的体质和健康状况的目的：

1. 确定运动处方的目的。对处方对象的全面了解，有助于确定运动处方的目的。

2. 进行危险分层，明确运动功能测试方案及医务监督的力度。全面了解处方对象的病史、医学检查等情况，确定其有无运动禁忌证，或暂时禁忌运动的情况，便于确定其心肺耐力及其他运动功能的测试方案，以及测试和运动中医务监督的力度，以保证在心肺耐力测试和锻炼过程中的安全。

（二）确定运动处方的目的

1. 预防疾病、增强体质，如确定锻炼的目的是提高心肺耐力、增强肌肉力量、提高柔韧性。

2. 针对疾病的危险因素，减少多余的脂肪，控制血压、血糖、血脂，消除或减轻功能障碍等。

3. 疾病或功能障碍的康复治疗。运动处方的目的不同，将采用不同的运动功能评定方法，按照不同的原则制订运动处方。

（三）运动功能的测试与评定

运动功能的测试与评定是制订运动处方的依据。其重点检查心肺耐力及相关器官的功能状况。如果制订运动处方的目的是提高心肺耐力，或控制体重、血压、血糖、血脂等，则应做心肺耐力测试与评定；如果制订运动处方的目的是增强肌肉力量和肌肉耐力，则应做肌力的测定；如果制订运动处方的目的是提高柔韧性，则应做ROM的测定。当以肢体功能障碍康复为目的时，需做临床医学检查、ROM评定、肌肉力量评定、步态分析等。

（四）制订运动处方

功能检查的结果是制订运动处方的依据。制订运动处方时要充分体现个体化特征。除了功能评定结果外，处方制订者还需考虑处方对象的性别、年龄、健康状况、锻炼基础、客观条件、兴趣爱好等，安排适当的锻炼内容。

（五）指导实施运动处方

在锻炼之前，处方制订者应帮助处方对象了解处方中各项指标的含义，对如何实施处方提出要求。当第一次按照处方锻炼时，应在处方制订者的监督指导下进行，让锻炼者通过实践了解如何实施处方；同时需要根据锻炼者的身体情况，对处方进行适当的调整。当进行慢性疾病、肢体功能康复锻炼时，最好在专业人员指导下进行，处方制订者根据锻炼后的反应，及时调整运动处方。

（六）监督运动处方的执行情况

处方制订者通过检查锻炼者的锻炼日记、定期到锻炼现场进行观察，或让锻炼者定期（每周一次，或两周一次）到实验室进行锻炼，对运动处方的执行情况进行监督。研究表明，在处方制订者的监督下进行锻炼，不仅可以取得较好的锻炼效果，还可以随着处方对象运动功能的提高，及时调整处方，以取得更好的效果。

（七）定期调整运动处方

按照运动处方进行锻炼，一般在6～8周后可以取得明显的效果。此时需要再次进行运动功能的评定，检查锻炼的效果，调整运动处方，以保证取得更好的锻炼效果。

六、运动处方的基本内容

一个完整的运动处方应包括处方对象的基本信息、医学检查及体质测试结果及评定、锻炼目标、运动处方的基本原则和注意事项等内容。

（一）处方对象的基本信息

处方对象的基本信息包括姓名、性别、年龄、运动史等基本信息。

（二）医学检查及体质测试结果及评定

在医学检查结果中应明确有无代谢异常及程度、有无心血管疾病的症状及体征、有无已经明确诊断的疾病；在体质测试结果中应明确心肺耐力的等级、体重指数（Body Mass Index，BMI）或体脂率、主要肌群的力量及等级，以及身体柔韧性测试结果及评价。

（三）锻炼目标

在制订运动处方之前，首先应明确锻炼的目标，或称"近期目标"。

耐力处方的锻炼目标是提高心肺耐力、减脂、降血脂，减轻冠心病危险因素、防治高血压及糖尿病等。

力量和柔韧性运动处方的锻炼目标，应具体到将要锻炼的部位，如加大某关节的ROM、增强某肌群的力量等。力量运动处方中还需要确定增强何种力量，如向心力量还是离心力量，以便采用不同的训练方法。

在康复锻炼运动处方中，首先需要考虑康复锻炼的最终目标，或称"远期目标"。如达到可使用轮椅进行活动、使用拐杖行走、恢复正常步态、恢复正常生活能力和劳动能力、恢复参加运动训练及比赛等。在近期目标中，应规定当前康复锻炼的具体目标，如提高某个或某些关节的ROM，增强某个或某些肌群的力量，增强何种肌肉力量等。

（四）运动处方的基本原则

运动处方的基本原则应包括采用的运动方式，如为提高心肺耐力，多选择有氧运动；肢体功能的锻炼，可采用力量训练、柔韧性训练、医疗体操和功能训练、水中运动等；偏瘫、截瘫和脑瘫病人需采用遵循神经发育原则的治疗方法，并且常常需要采用肢体伤残代偿功能训练、生物反馈训练等。

运动处方的基本原则采用ACSM提出的FITT－VP原则：

1. 频率（Frequency）。频率是指每周锻炼的次数。每周锻炼3～5次，有一定的休息时间，可使机体得到"超量恢复"，获得更好的锻炼效果。

2. 强度（Intensity）。在有氧运动中，运动强度取决于走或跑的速度、蹬车的功率、爬山时的坡度等。在力量训练和柔韧性训练中，运动强度取决于给予助力或阻力的负荷重量。运动强度制订得是否恰当，关系到锻炼的效果及锻炼者的安全。处方制订者应按照锻炼者的个人特点，规定锻炼时应达到的有效强度和不宜超过的安全界限。

3. 时间（Time）。在耐力处方中，主要采取"持续训练法"，应规定有氧运动持续的时间。在力量处方和柔韧性处方中，需要规定完成每个动作重复的次数、组数及间隔时间，不同的锻炼方案将收到不同的锻炼效果。

4. 方式（Type）。明确采用快走、慢跑、有氧健身操、游泳等有氧运动的形式；或者力量训练和柔韧性训练的形式。

5. 总运动量（Volume）。运动量的大小，决定于运动频率、运动强度、运动时间等多种因素。

6. 进度（Progression）。运动处方的实施过程可分为适应期、提高期和稳定期。

（五）注意事项

为了保证安全，根据处方对象的具体情况，处方制订者应提出锻炼时的注意事项，如锻炼时要做好准备活动和整理活动，运动中不要超过既定的运动强度，进行力量训练时不要憋气等。

七、运动的益处

每个人可通过每天或每周大多数日子进行适量的体力活动和运动获得健康益处，在一定范围内，增加体力活动量获得的健康益处会更多。每周300分钟及以上中等强度有氧运动，或者每周150分钟及以上较大强度体力活动，或者中等强度和较大强度运动结合达到相同能量消耗水平会获得更多的健康益处。运动的益处主要表现在以下几个方面。

（一）提高心肺耐力

心肺耐力综合反映人体摄取、转运和利用氧的能力。它涉及心脏泵血功能、肺部摄氧及交换气体能力、血液循环系统携带氧气至全身各部位的效率，以及肌肉等组织利用这些氧气的功能。较高水平的心肺耐力是身体健康的保证。

心肺耐力作为体力活动水平的一个客观生理指标，受体力活动水平和规律运动的影响较大，增加体力活动或者有规律的运动可有效提高心肺耐力，体力活动水平高的人群比静坐少动人群心肺耐力高。心肺耐力越低，心血管疾病、糖尿病、高血压，甚至某些癌症的发病率会越高，多种疾病的死亡率也会越高。

在人的一生中，心肺耐力的变化有其特殊的规律。一般来说，成年后随着年龄的增长心肺耐力会逐渐下降，在45岁以后其下降速度加快。心肺耐力还受到其他诸多因素的影响，如体重越大者心肺耐力越差，吸烟者比不吸烟者其心肺耐力明显要差。因此，在人的一生中，保持健康体态、养成规律运动的习惯、不吸烟，有助于提高人的心肺耐力，促进其健康。随着科学研究对心肺耐力重要性的不断揭示，2016年12月，美国心脏病协会已经将心肺耐力继体温、脉搏、呼吸和血压之后列为第五大临床生命体征。

（二）减少动脉粥样硬化危险因素

动脉粥样硬化是指发生在全身大中动脉的多发性病变，以动脉内膜增厚、变硬导致动脉管腔狭窄而引起多个器官的缺血性病变，如冠状动脉粥样硬化性心脏病，即冠心病。

动脉粥样硬化是自儿童时期就开始的一种慢性疾病，静坐少动的行为方式、血脂异常、高血压、高血糖、肥胖、吸烟等是促使该疾病发生发展的主要危险因素，危险因素的数量越多、程度越重，其病变进展速度就越快。

增加体力活动或者有规律的运动可有效地预防动脉粥样硬化的危险因素的产生，包括改善血脂、降低血压、调节血糖、减轻肥胖等。较高的体力活动水平可降低冠心病、脑血管疾病、糖尿病等的发生率，体力活动充足的人群冠心病发作的危险程度只有静坐少动人群的一半。对于冠心病人群而言，有规律的运动可以预防心绞痛、心肌梗死等急性心血管疾病的发生。

（三）其他益处

增加体力活动或者有规律的运动可有效地缓减人的焦虑和抑郁情绪，改善其认知功能、增加其幸福感，增加其工作、娱乐和体力活动的能力，提高其机体活动水平，增强老年人的体质和独立生活的能力，减少老年人因摔倒而受伤的风险，预防或缓解老年人的功能障碍，增强老年人慢性疾病的疗效。

八、运动的风险

人们可以从运动中大量获益，但是体力活动和运动也存在一定的风险，需加以防范。

（一）运动风险的分类

运动风险可以分为健康风险和损伤风险两类。健康风险是指原有疾病或危险因素在运动中可能出现的疾病发生风险，如运动中的心脏病发作、脑卒中、低血糖等。损伤风险是指运动中可能引起腰损伤、骨折、关节扭伤、肌肉拉伤等运动损伤的风险。

总体来讲，心血管系统正常的健康个体进行运动不会诱发心脏病。健康个体进行中等强度体力活动引起心脏骤停或心肌梗死的风险极低。但是，对于已经诊断或患有隐匿性心血管疾病的人来说，当进行较大强度体力活动或运动时，心脏猝死和／或心肌梗死发生的风险会短暂快速地上升。因此，运动中心血管疾病的发生风险取决于人群中心血管疾病的流行状况。

（二）年龄与运动中的心血管疾病的风险

30～40岁以下年轻个体发生心源性猝死的风险极低，因为在此类人群中心血管疾病的流行率很低。年轻运动员运动时猝死的常见原因是先天性和遗传缺陷，包括肥厚型心肌病、冠状动脉异常和主动脉狭窄，偶尔会因运动过量或强度过大诱发急性心力衰竭而造成猝死。

高血压、冠心病等心血管疾病在中老年人中发病率较高，中老年人急性心肌梗死或猝死的风险高于年轻个体。当人们进行较大强度体力活动时，心源性猝死的绝对风险是每年在15000～18000人中有1例死亡。在多数静坐少动个体进行不常参加的运动或强度较大的运动时，心源性猝死和急性心肌梗死发生率会增加。

（三）运动中心血管疾病风险防范的措施

降低较大强度运动中心血管疾病发生率的策略有以下几点：

1.专业健身指导人员应了解运动相关疾病的病理基础，接受有关心血管疾病相关的症状和体征的教育，从而可以对参加体力活动或运动者进行大致评估。

2.体力活动活跃的个体应了解心脏病的前驱症状（如极度不正常的疲劳感、胸部和／或肩背部疼痛），并在类似症状加重时及时就医。

3.了解运动员的家族史，并进行运动前的医学检查和告知运动员检查结果。

4.专业健身指导人员接受过运动现场心肺复苏的训练，运动现场应有急救流程图及相关急救设备，并在固定的时间内有规律地复习和练习。

5.根据不同个体的运动能力、日常体力活动水平和环境来设计运动指导方案。

6.静坐少动个体或平日不经常运动的个体应以较低强度的活动开始他们的运动项目，并以较慢的进度增加运动量；对确诊患有或疑似患有心血管、肺部或代谢性疾病或肾病的个体，应在参加较大强度的运动计划之前获得医生的许可。

第二章 运动与慢性疾病的关系

慢性疾病是以心脑血管疾病、糖尿病、恶性肿瘤等为代表的一组疾病，对人体健康危害极大。除了遗传、环境、饮食、吸烟等因素，体力活动不足、静坐时间过长是慢性疾病发生的主要危险因素。本章主要介绍高血压、糖尿病、肥胖症与血脂代谢异常、慢性阻塞性肺疾病等常见疾病的基本医学知识，运动对疾病的影响，如何进行科学运动达到防治疾病的目的。

一、慢性疾病概述

慢性疾病的全称是慢性非传染性疾病，是指一类起病隐匿，病程长且病情迁延不愈，缺乏明确的传染性生物病因证据，病因复杂或病因尚未完全确认的疾病的概括性总称。慢性疾病是一种长期存在的疾病状态，表现为逐渐的或进行性的器官功能减退。随着年龄的增长，慢性疾病发病率逐年上升，老年人是慢性疾病的高发人群。但是近年来，慢性疾病发病率呈现低龄化趋势。

慢性疾病主要是指以心脑血管疾病（如高血压、冠心病、脑卒中等）、糖尿病、恶性肿瘤、慢性阻塞性肺疾病（如慢性支气管炎、肺气肿等）、精神异常和精神病等为代表的一组疾病，具有病程长、病因复杂、损害健康和社会危害严重等特点。除了遗传和环境因素以外，体力活动不足和缺乏锻炼、不合理饮食和吸烟等不良生活习惯是慢性疾病发生的主要危险因素。

随着健身活动的广泛开展，人们对慢性疾病运动干预的效果给予广泛肯定。慢性疾病患者进行适宜的运动，将有益于缓解病情，促进身心健康。慢性疾病的运动处方有别于一般的运动处方，只有在了解每种疾病和患者体适能特点及健身测试的基础上，制订和实施合理的运动处方，才能保证安全有效。尽管运动处方的基本原理可以应用于伴有或不伴有慢性疾病的人群，但为了获得最大健身效益和避免健身运动中的风险，应该区别不同慢性疾病的临床特征，掌握慢性疾病运动干预的作用和运动前、运动中、运动后疾病状态的评价方法，掌握运动中疾病的变化规律，熟悉运动中可能出现的风险及防范措施，保证慢性疾病运动干预的有效性和安全性。本章以糖尿病、高血压、肥胖症、血脂异常和慢性肺部疾病为例介绍运动处方在慢性疾病患者中的应用。

二、慢性疾病对生理功能的影响

慢性疾病除了使患病器官的功能下降以外，通常使患病机体与健康相关的身体素质明显下降，主要表现在：

1. 最大摄氧量（VO_2max）下降。研究表明，卧床10～20天可以使VO_2max下降26.4%，从而使氧气摄入减少、运送能力下降、利用减少。

2. 肌肉体积、肌肉力量及毛细血管密度下降。研究表明，卧床3天可以使肌肉萎缩2%。

3. 平衡能力和协调性下降，跌伤的危险性增加。

4. 肌肉、骨骼等瘦体重减少、脂肪增加或减少。

三、运动干预在慢性疾病预防和治疗中的作用

运动处方的应用可以在一定程度上起到防治冠心病、高血压、血脂异常、糖尿病、肥胖症、脑卒中等因不良生活方式引起的疾病，对预防骨质疏松、延缓衰老、提高生活质量等起着重要的作用。

（一）提高心肌供氧量

心血管系统锻炼运动处方的应用，能够提高心肌的供氧量。

1. 提高心脏泵血功能

健身锻炼使心脏的容积变大、心脏收缩能力提高，因而提高了心脏泵血功能；表现为心脏的每搏输出量增加，安静时心率降低及同等运动负荷下心率下降。

心脏本身的血液供应与身体其他部位不同，只有在心脏的舒张期，血液才能经过冠状动脉流入心脏。由于在一个心动周期中，心脏收缩期所需的时间相对稳定（心室收缩约为0.3秒），舒张期的时间随心率的加快而明显缩短。所以，当心率加快时，心肌本身得到供血的时间减少，氧气供应也随之减少。健身锻炼可以提高心脏泵血功能，锻炼者在进行同样强度的活动时，心率下降，心肌可以得到供血的时间较长，有利于改善心肌的血液循环和氧气的供应。

2. 促进侧支循环形成

长期坚持心肺耐力锻炼，可促使冠状动脉形成侧支循环，增加缺血区域的血液供应，提

高心肌供氧量。

3. 减少冠状动脉管壁胆固醇的沉积

健身锻炼对人体的脂代谢有良好的调节作用，可以使血液中低密度脂蛋白胆固醇下降、高密度脂蛋白胆固醇升高，可以减少胆固醇在冠状动脉管壁上沉积，从而缓解了动脉粥样硬化的进展，可以改善心肌血液供应。

4. 增加心肌毛细血管的密度

健身锻炼可以加大心肌组织内毛细血管的密度和口径，改善气体交换，提高心肌对氧的摄取能力，改善心肌供氧。

5. 血红蛋白释放氧的能力提高

在通过冠状动脉血流量不变的情况下，血红蛋白释放氧的能力提高，可以改善心肌供氧的状况。

以上5点可以称为心血管系统的"中心适应作用"（Central Adaptation Effect）。中心适应作用需经过较长时间的健身锻炼方可产生。

（二）降低心肌耗氧量

除了提高心肌供氧量，尽量降低心肌耗氧量，即心血管系统的"外周适应作用"（Peripheral Adaptation Effect），是防治冠心病的又一个重要方面。

1. 外周的节省化现象

健身锻炼使骨骼肌的有氧代谢能力增强，如骨骼肌组织中毛细血管的数量增加、口径加大，骨骼肌细胞中线粒体的质量和数量均有改善、氧化酶的活性增强，加上骨骼肌的机械效率提高、出现运动节省化现象，使完成同等运动负荷时，肌肉对血液供应的需求量下降。这样就减轻了心脏的负担，降低了心肌耗氧量。

2. 减轻心脏的后负荷

健身锻炼使神经内分泌系统得到良好的调节，交感神经兴奋性下降，血液中儿茶酚胺浓度下降，动脉血管的紧张度随之下降，使血管外周阻力减小，血压下降，减轻了心脏的后负荷。当进行定量负荷运动时，心肌耗氧量下降。

（三）减少心血管疾病的危险因素

科学的健身锻炼可以减少高血压、血脂异常、肥胖、血糖异常、静坐少动及吸烟等心血管疾病的危险因素，延缓动脉粥样硬化的进展，有效地预防心脑血管疾病的发生。

（四）促进骨钙的合成代谢

骨钙是在不断分解与合成的过程中维持着动态平衡。运动可以通过对骨骼的机械应力作用、增加骨骼中的血流量等机制，促进骨骼中钙的沉积，对骨质疏松起到防治的作用。青年时期坚持锻炼，可以提高骨密度水平；随着年龄的增长，坚持锻炼可以减缓骨密度下降的速度，预防骨质疏松。

使用运动处方对慢性疾病患者进行干预，可以取得良好的干预效果，主要益处见表2-1、表2-2。

表2-1是体力活动与健康之间的剂量-效益关系。慢性疾病的发生发展受多种因素的影响，但是当体力活动水平达到一定程度时，多种慢性疾病发病率下降（表2-2）。研究证明，科学运动可以有效地预防慢性疾病，减少40％患心脏病的风险、减少27％患脑卒中的风险、减少50％高血压发病率、减少近50％糖尿病发病率、减少50％乳腺癌的死亡率和发病率，以及减少60％患结肠癌的风险。

表 2-1　体力活动与健康之间的剂量-效益关系证据

种类		剂量-效应关系证据	证据力度
病因死亡率		有	强
心肺健康		有	强
代谢健康		有	中等
能量平衡	体重维持	不足	弱
	降体重	有	强
	降体重后体重维持	有	中等
	腹部肥胖	有	中等
肌肉骨骼健康	骨	有	中等
	关节	有	强
	肌肉	有	强
功能健康		有	中等
结肠癌及乳腺癌		有	中等
精神健康	抑郁及焦虑	有	中等

表 2-2 体力活动等多种因素对慢性疾病发生的影响

因素		冠心病	糖尿病	高血压	血脂异常	腰痛	肥胖	骨质疏松	癌症
年龄		↑	↑	↑	↑	↑	↑	↑	↑
家族史		↓	↑	↑	↑		↑	↑	↑
经济状态		↑	↓	↓	↓	↓	↓		↑
酗酒				↑	↑			↑	
吸烟		↑		↑	↑			↑	↑
营养									
钠盐摄入				↑					
摄入≥消耗							↑		
钙及维生素 D 摄入								↓	
脂肪及胆固醇摄入				↑	↑		↑		↑
碳水化合物（CHO）摄入			↑						
体力活动		↓	↓	↓	↓	↓		↓	↓
柔韧性						↓			
肌肉力量						↓		↓	
骨密度								↓	
其他疾病	神经性厌食							↑	
	糖尿病	↑							
	高血压	↑							
	血脂异常	↑							
	肥胖／超重	↑	↑	↑	↑	↑			↑

四、针对慢性疾病人群制订运动处方的基本要求

慢性疾病人群的身体机能、代谢水平和结构有别于普通人群，在为该人群制订运动处方时应熟悉其疾病状态、体力活动水平及体适能水平等，因此针对慢性疾病人群制订运动处方的基本要求，具体如下：

- 熟悉慢性疾病的原因、病理变化、临床经过及预后。
- 掌握慢性疾病运动干预的作用及益处。
- 掌握对运动前、运动中、运动后疾病状态及病人体适能的评价方法。
- 掌握运动中疾病变化规律。
- 熟悉运动中可能出现的风险及防范措施。
- 对运动干预效果进行评价。
- 健康教育。

五、慢性疾病人群运动风险的防范

● 针对慢性疾病前期和早期的人群主要采用以科学健身为主的行为方式进行干预，不能坚持运动或者效果不佳时，应结合药物进行治疗。

● 典型的临床疾病患者应以药物治疗为主，运动疗法为辅；对于较复杂的临床疾病患者，应由高水平的运动处方师或医师制订运动处方；对于严重的临床疾病患者，其可能患有运动禁忌证，如高血压3级患者，需要在高水平的医务监督下进行运动。

● 认真做好运动前的风险评价，明确是否需要进一步加大医学检查和医务监督的力度。要明确不同级别运动处方师的权限。

● 绝大多数慢性疾病人群能够安全地进行中低强度的科学健身，快走是最好的运动方式。

六、慢性疾病人群运动与药物治疗

慢性疾病患者服用的药物可能会对运动强度或运动效果的判断产生影响，运动处方制订者在制订运动处方前要认真询问，并有针对性地进行处理。常见问题如下：

● 高血压患者可能服用抑制心率的药物，如倍他洛克，此类药物会影响运动测试和运动处方实施中的心率反应。

● 血脂异常患者常服用降脂药，个别人可能会出现肌病不良反应，如肌痛、肌炎，应注意与运动引起的肌肉酸痛加以区别。

● 糖尿病患者常服用降糖药，若药物降糖作用与运动降糖效应叠加，可能诱发运动中或运动后低血糖，应加以防范。

● 运动与药物减量。经过一段时间的运动干预，慢性疾病患者的病情得到较好的控制，是否减少用药剂量，应遵从医嘱，患者本人和健身指导人员均不应随意调整用药剂量。

第三章 体力活动的推荐量

世界卫生组织（World Health Organization，WHO）和多个国家（或组织）给出了体力活动推荐量，且基本一致，覆盖了婴儿、儿童、青少年、成年和老年各个年龄段，以及孕产妇、残疾人和常见慢性非传染性疾病人群。运动类型包括有氧运动、抗阻训练、柔韧性训练、神经动作训练等多种类型。现在按照不同年龄段概括如下。

一、5岁以下婴幼儿的体力活动推荐量

对于能够行走之前的婴幼儿来说，从出生之后就要鼓励婴幼儿参与体力活动，如在地板上玩耍和进行多种水中运动。大人可以帮助婴幼儿在地板上滚、爬，可以与婴幼儿一起练习抓握、推拉等动作，还可以与婴幼儿一起游泳。这些活动方式不仅可以有效地促进婴幼儿的神经、肌肉和骨骼发育，动作技能的学习和发展，而且可以促进婴幼儿认知能力的发育、维持健康体重和社会技能学习。除了睡眠时间，大人尽可能地减少婴幼儿静坐少动的时间。不要把婴幼儿绑在"蜡烛包"里，应减少婴幼儿使用学步车、助行器的时间，减少婴幼儿面对电视机或电脑屏幕的时间。

对于能够独立步行的5岁以下的婴幼儿来说，每天至少应活动180分钟。大人可以鼓励婴幼儿通过攀爬攀登架、骑自行车、做游戏、步行去公园、去朋友家等多种方式进行活动，使他们能够活动到上下肢、躯干、臀部等多个肌群。

每天180分钟的活动时间、积极活跃的生活方式能够使婴幼儿的心血管系统更健康，维持健康体重，改善骨健康，学习社会技能，发展运动能力和协调能力。

二、5～17岁儿童和青少年的体力活动推荐量

对于该年龄段的儿童和青少年，参与的体力活动包括家庭、学校和社区环境内的玩耍、游戏、体育运动、交通往来、娱乐、体育课或有计划地锻炼等，鼓励儿童和青少年参加适宜其年龄层的、有趣味的、多种多样的体力活动。为增进儿童和青少年心肺功能、肌肉和骨骼健康，减少患慢性非传染性疾病的风险，建议如下：

● 5～17岁儿童和青少年每天至少应进行累计60分钟中等至较大强度的体力活动；大于60分钟的体力活动可以提供更多的健康效益。

● 日常体力活动应以有氧活动为主，每周至少应进行3次较大强度的体力活动，每周至少进行3次增强肌肉和骨骼密度的活动。

三、18～64岁成年人的体力活动推荐量

对于该年龄段的成年人，体力活动包括日常生活、家庭和社区环境内的休闲活动、交通往来（如步行或骑自行车）、职业活动（如工作）、家务劳动、玩耍、游戏、体育运动或有计划地锻炼等。为增进心肺、肌肉和骨骼健康，减少患慢性非传染性疾病和抑郁症的风险，建议如下：

● 18～64岁成年人每周应至少进行150分钟中等强度的有氧运动，或每周至少进行累计75分钟较大强度，或中等和较大强度两种运动相当量的组合有氧运动。

● 有氧运动每次应至少持续10分钟。

● 为获得更多的健康效益，成年人应增加有氧运动量，如达到每周300分钟中等强度或每周150分钟较大强度有氧运动。循序渐进地延长成年人有氧运动的时间、频率和强度，有助于增加运动的依从性和减少运动损伤；不能完成最低推荐运动量的成年人，仍然可以从一些身体活动中获益。

● 成年人应使用多种运动方式和器械设备，针对每一个主要肌群每周进行2～3次抗阻训练。对于静坐少动者，开始抗阻训练时可以采用很轻或比较轻的阻力强度；在每次抗阻训练中，每个肌群进行2～4组训练可以改善肌肉力量；每组抗阻训练重复8～12次（较大阻力）可以改善肌肉力量；在开始阶段，每组抗阻训练重复10～15次或15～20次可以改善肌肉耐力，两次抗阻训练的间歇时间至少是48小时。

● 为了改善关节活动度，成年人每周应进行2～3次柔韧性训练；每次拉伸在达到拉紧或轻微不适状态时应保持10～30秒；每一个部位的拉伸可以重复2～4次，累计60秒；静力性拉伸、动力性拉伸及神经肌肉促通术（PNF）都是有效的练习方法。肌肉温度升高后进行柔韧性训练的效果更好，因此可以在拉伸前进行有氧运动或洗热水澡使肌肉的温度升高。

● 神经动作训练：每周进行2～3次神经动作训练；神经动作训练可以改善动作技能，本

体感受运动训练和多种形式的综合训练（如太极拳和瑜伽），可以改善身体功能，防止老年人跌倒；每次神经动作训练的推荐时间是20~30分钟。

四、65岁及以上老年人的体力活动推荐量

65岁及以上老年人的体力活动包括在日常生活、家庭和社区中的休闲活动、交通往来（如步行或骑车）、职业活动（如果仍然从事工作的话）、家务劳动、玩耍、游戏、体育运动或有计划地锻炼。为增进心肺、肌肉、骨骼和功能性的健康，减少患慢性非传染性疾病、抑郁症和认知功能下降等的风险，65岁及以上老年人的体力活动推荐量具体如下：

● 65岁及以上老年人每周应至少完成150分钟中等强度的有氧运动，或每周至少完成75分钟较大强度的有氧运动，或中等和较大强度两种运动相当量的组合有氧运动。

● 每次有氧运动至少持续10分钟。

● 为获得更多的健康效益，该年龄段的老年人应增加有氧运动量，达到每周300分钟中等强度或每周150分钟较大强度有氧运动，或中等和较大强度两种运动相当量的组合有氧运动。

● 运动能力较差的老年人每周应至少进行3次增强平衡能力和预防跌倒的运动。

● 每周应至少进行两次大肌肉群参与的增强肌肉力量的运动。

● 由于健康原因不能完成体力活动推荐量的老年人，在能力和条件允许范围内应尽量多活动。患有慢性疾病的老年人应清楚当前疾病对自身能力的影响情况，以便能够安全地进行有规律的体力活动。

多项研究证明，每周进行中等至较大强度、150~300分钟范围内的有氧运动，运动时间越长、强度越大、频率越高，健康获益越明显，越能有效地减少患有多种慢性疾病和癌症的风险。加拿大体力活动指南强调，每个成年人每周至少进行150分钟中等到较大强度的体力活动。对所有年龄段人群来说，接受上述体力活动建议和积极进行体力活动所获得的益处要远大于可能发生的危害。就每周150分钟中等强度的有氧运动这一体力活动的推荐量而言，骨骼肌肉系统的损伤并不常见。在以人群为基础推行"建议"时，为减少骨骼肌肉系统损伤的风险，适当的方式是鼓励循序渐进，从相对适中的体力活动量开始，逐渐向较大体力活动量过渡。

第四章 你的运动处方

一、经典运动处方

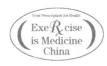

运动与焦虑、抑郁

有规律地体力活动可以缓解焦虑和抑郁，还可以改善情绪，有助于减轻压力，同时还能帮助改善睡眠，使人精力充沛。

焦虑是对未来事件的深切关注。研究显示，即使是一次运动也能降低焦虑，让你感觉更加平静，其效果类似于冥想或服药。长期进行有规律的体力活动能降低焦虑，尤其是对于那些过度焦虑的人。

抑郁症的主要症状是疲劳，疲劳是生理和心理能量的低水平；而且，抑郁症患者经常有其他慢性健康问题，如心脏病。随着时间的推移，抑郁症会影响人们的生活，增加死亡的风险，降低自尊和动机，甚至会影响到彼此间的关系；换句话说，抑郁症患者的日常生活更加困难。

研究表明，有规律的中等或大强度的体力活动可以提高心理健康水平，有助于改善抑郁症状。例如，体力活动活跃的人群患抑郁症的可能性降低45％，其效果类似于药物治疗。

不同类型的运动效果相同吗？大多数研究表明，中等至大强度的体力活动比轻体力活动更能改善抑郁症状。不同方式的中等至大强度运动的运动效果相似。长时间的运动比短时间的运动效果好。我们不太确定所需的最少或最佳运动量，但是我们知道你不需要很高的体适能水平即能获得益处。保持活跃比保持体适能更重要。

需要多大的运动量你才能获得好处呢？从不活跃的人群变成中等程度活跃人群将获得最

大的健康益处。让有规律的运动成为生活的一部分能对你的健康起到重要作用，关键是要选择你喜欢的运动。有证据显示，有氧运动和肌肉力量锻炼对你的健康都有帮助，如果是刚开始，可以做更多的有氧运动，随着时间的推移，适当增加力量训练。因此，进行上述两种类型的运动将给健康体适能带来更多的益处。

开始运动

● 在开始运动前向医护人员咨询，要求说明可能与你的运动有关的一些事宜，以及可能需要调整的用药量。

● 请遵医嘱服药。

● 找到你喜欢的运动并有规律地进行。选择众所周知且熟悉的地方，避免选择引起焦虑的环境。

● 开始阶段可以自己先运动。把步行或另一种形式的运动融入你的日常生活中。如果你的健康水平较低，那么开始时每次运动的时间短些（每次5~10分钟）；随着时间的推移，逐渐增加到20~60分钟。

● 邀请别人和你一起运动。一起运动的乐趣会更多，会增加你坚持下去的概率。狗狗也是重要的步行伙伴。

● 在社区寻找可行的项目。可以联系一名合适的、有资质的专业人士来帮助你，但当你开始步行时真正需要的是一双好鞋。

● 使用计步器或其他设备来追踪记录运动进度，慢慢向你的目标靠近，如每天步行10 000步。

有氧运动

美国运动医学会和美国疾病控制和预防中心推荐成年人每周至少进行150分钟的中等强度有氧运动，或至少进行75分钟的较大强度有氧运动，或两者相结合。他们还建议每周进行两次肌肉力量训练。请遵循FITT（F＝频率，I＝强度，T＝时间，T＝类型）原则设计和执行一个安全、有效和有趣的运动方案。

● 频率：一周至少进行3~4次有氧运动，逐渐增加到一周5次。

● 强度：中等强度的运动。使用"说话测试"帮助你监测。例如，当以中等速度步行时，尽管心率和呼吸有点加快，但是你应能聊天说话。随着你走得更快，你会呼吸加快，说话困难。此时运动强度就应达到了中等强度或"有点费力"。较大强度的运动会引起心率和呼吸的较大程度的上升，此时你将很难开口说话了，强度应达到了"费力到非常费力"。

● 时间：每天运动30~60分钟。你可以采用一次完成或者分几次完成，但每次应不少于10分钟。

● 类型：做动用大肌肉群的有节奏的运动，如快走、骑自行车和游泳。选择你喜欢的运动并在新的、更活跃的行为方式中有规律地完成。根据不同时间或不同季节通过增加运动种类来保证运动方案的趣味性。

有氧运动注意事项

- 如果正在服药，需注意药物可能会影响你对运动的反应。例如，一些抗精神病药物会导致脱水或步态问题。有些抗抑郁药物会导致疲劳、头晕和体重增加，有些抗抑郁药物会导致你昏昏欲睡，但不会影响你对运动的反应。

- 如果你过去一直不运动，那么可以考虑加入一个结构化的、有指导作用的运动方案。这样能给你提供一个日程安排，以便能够坚持运动。

- 刚开始运动时不要过量。这样可能引起肌肉酸痛，很难坚持下去。

- 如果你已经长时间不活跃（不运动），那么应从短时间运动开始（每次10～15分钟）。每2～4周后在每次运动中增加5分钟，逐渐增加到每周运动3～4天，每天进行至少30～60分钟的有氧运动。

抗阻运动

中等或大强度的抗阻运动很重要。抗阻运动可以帮助你获得更好的身体功能，促进身心健康。请遵循FITT原则制订抗阻运动方案。

- 频率：每周至少进行两次抗阻训练，两次训练应隔天进行。

- 强度：以中等强度开始。如果你能举起某一重量10～15次，就达到了中等强度。重量轻一些或重复次数多一些，这样能减轻肌肉酸痛。随着时间的推移，逐渐增加重量。

- 时间：动用主要肌群的运动，重复两组。

- 类型：不熟悉力量训练的人使用固定重量器械。随着力量的增强，加入自由重量器械。没有加入健身房或健身俱乐部吗？没有关系，你可以在家里用较轻的重量、弹力带或自身体重做同样的练习，如俯卧撑、仰卧起坐等。

抗阻运动注意事项

- 用力时避免憋气。憋气会导致血压出现大幅度变化，从而增加晕倒或出现不正常心脏节律的风险。如果你是高血压患者，那么出现此类风险的概率会增加。

- 如果你有关节或其他健康问题，那么只做一组动用主要肌群的训练。开始时每组重复10～15次，当每组能完成15～20次重复次数时再增加一组。

- 请记住，你不是要训练成为举重运动员，你的目标是提高力量和肌肉耐力，更轻松地完成日常活动。

其他类型的运动

- 差的平衡能力、减少的肌肉量及肌肉力量都是骨折和摔倒的独立危险因素。50％的老年人有平衡问题。

- 改善平衡的运动很容易进行，且获益良多，如单脚站立，在平衡板上站立或行走，或者后退走。这些简单的运动应每周至少进行3～4次。

- 采取一些简单的预防措施来降低焦虑和跌倒的风险，如保持运动区域内没有障碍物；使用平衡支持，如一把椅子、墙壁或附近的人。

● 柔韧性训练能提供健康益处。你每天做有氧运动或肌肉力量训练后，再额外进行主要大肌肉和肌腱的牵拉运动，每次应持续10～30秒，重复3～4次。

● 太极拳和瑜伽是很好的促进平衡性、柔韧性和灵活性的项目。它们有助于放松身心和提高人的幸福感。

你的运动方案应使你最大限度地获得运动的好处，尽可能地减少运动对健康和身体状态产生影响的风险。可以联系已经获得认证的运动专家，他们可以与你和你的医生合作，帮助你制订切合实际的目标，并为你制订安全、有效和有趣的运动方案。

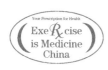

运动与看似健康但不活跃的人群

大多数的美国人都没有进行有规律的运动，只有30％的美国人是活跃的，其中，只有一半参加了有规律的运动，另一半只是最近才变得活跃（参与运动），他们替代了那些最近停止活跃的人。不活跃增加了全因死亡的风险，尤其是增加了心血管和代谢疾病的风险。解决方法是什么呢？

如果有一种廉价而副作用很少的处方会怎么样呢？如果它能预防和治疗几十种疾病呢？如果它能提高你的生活质量呢？你会接受吗？

这个处方就是运动！强有力的证据指出有规律的运动能够：

- 预防2型糖尿病、骨质疏松症和一些癌症（结肠癌、前列腺癌和乳腺癌）。
- 治疗2型糖尿病和血脂异常。
- 预防和治疗心脏疾病、脑卒中、高血压和肥胖症等相关疾病。
- 起到延缓衰老的作用。

在美国，有太多的人超重或肥胖，有规律的运动可以帮助他们管理体重。除了体重，有规律的运动还将促进身心健康。

你需要多少运动量呢？从不活跃的人群变成中等程度活跃的人群将获得最大的健康益处。一周尽量快走150分钟。让运动变成日常生活的一部分能对你的健康起到重要作用。重要的是选择的运动（步行、骑自行车和游泳）应能动用主要肌群。要选择你喜欢的运动并经常进行。

有证据显示，有氧运动和抗阻运动对你的健康都有帮助，因此，尽量进行两种运动。如果是刚开始运动，可以做更多的有氧运动；随着时间的推移，增加抗阻运动。因此，进行上述两种类型的运动将给整体健康体适能带来更多的益处。

开始运动

- 在开始运动前向医护人员咨询，要求说明可能与你的运动有关的一些事宜，以及可能需要调整的用药量。
- 请遵医嘱服药。
- 缓慢开始，尤其是老年人、身体不那么健康和过去一直不活跃（不运动）的人。
- 承诺进行至少3个月的有规律的体力活动。在此期间，你应会看见健康及体适能水平提高。感觉没有足够的时间参与运动吗？请记住，运动是你能做的提高健康水平的最重要的事情之一。
- 开始阶段可以自己先运动。把步行或另一种形式的运动融入你的日常生活中。

● 邀请别人和你一起运动。一起运动的乐趣会更多，会增加你坚持下去的概率。狗狗也是重要的步行伙伴。

● 在社区寻找可行的项目。可以联系一名合适的、有资质的专业人士来帮助你。但当你开始步行时，你真正需要的是一双好鞋。

● 使用计步器或其他设备来追踪记录运动进度。慢慢向你的目标靠近，如每天步行10 000步。

有氧运动

美国运动医学会和美国疾病控制和预防中心推荐成年人每周至少进行150分钟的中等强度有氧运动，或至少进行75分钟的较大强度有氧运动，或两者相结合。他们还建议每周进行两次肌肉力量训练。请遵循FITT原则设计和执行一个安全、有效和有趣的运动方案。

● 频率：一周至少进行3～4次有氧运动，逐渐增加到一周5次。

● 强度：中等强度的运动。使用"说话测试"帮助你监测。例如，当以中等速度步行时，尽管心率和呼吸有点加快，但是你应能聊天说话。随着你走得更快，你会呼吸加快，说话困难。此时你就应达到了中等强度或"有点费力"。较大强度的运动会引起心率和呼吸的较大程度的上升。此时你将很难开口说话了，强度应达到了"费力到非常费力"。

● 时间：每天运动30～60分钟。你可以采用一次完成或者分几次完成，但每次至少10分钟。

● 类型：做动用大肌肉群的有节奏的运动，如快走、骑自行车和游泳。选择你喜欢的活动并在新的、更活跃的生活方式中有规律地完成。根据不同时间或不同季节通过增加运动种类来保证运动方案的趣味性。

有氧运动注意事项

● 如果你已经长时间不活跃（不运动），那么应从短时间运动开始（10～15分钟）。每2～4周后在每次运动中增加5分钟，逐渐增加到每周运动3～4天，每天至少进行30分钟的运动。

● 如果进行高强度运动，你不可能长时间进行，这意味着将消耗更少的能量，而且损伤风险更高。

● 在运动前、运动中、运动后补液。需注意不要过量，额外的重量会使你的身体更容易过热。

抗阻运动

有证据显示，中等强度的抗阻运动提高了功能能力、促进了健康、增加了力量，也帮助你在降体重的过程中增加或保持肌肉量。请遵循FITT原则制订抗阻运动方案。

● 频率：每周至少进行两次抗阻训练，两次训练隔天进行。

● 强度：中等强度的运动。如果你能举起某一重量10～15次，就达到了中等强度。当你只能举起某一重量8～10次就达到了高强度。请记住，你运动的目的不是要成为一名举重运动员，你的目标是提高肌肉力量和肌肉耐力，能够更轻松地完成日常活动。

● 时间：取决于运动的数量。

● 类型：可以使用无器械自由重量或有器械的方式锻炼所有主要肌群，两种方法无差别。你没有加入健身房或健身俱乐部吗？没有关系。你可以在家里用较轻的重量、弹力带或自身体重做同样的练习，如俯卧撑、仰卧起坐等练习。

抗阻运动注意事项

● 用力时避免憋气。憋气会导致血压出现大幅度变化，从而增加或恶化不正常心脏节律的风险。

● 如果你有关节问题或其他健康问题，只做一组主要肌群的锻炼。开始时每组重复10～15次，当每组能完成15～20次时再增加一组。

你的运动方案应使你最大限度地获得运动的好处，尽可能地减少对健康和身体状态产生影响的风险。可以联系已经获得认证的运动专家，他们可以与你和你的医生合作，帮助你制订切合实际的目标，并为你制订安全、有效和有趣的运动方案。

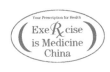

运动与哮喘

哮喘是最常见的呼吸道疾病之一。它是一种慢性气道炎症性疾病，会引起呼吸困难、气喘、气短、胸闷和咳嗽。这些症状因病情严重情况和持续时间不同而不同，大多发生在夜间和清晨。

对于一些人来说，有氧运动会诱发哮喘，这些人应避免进行运动。因此，他们的体适能状况会变得更差，进行更低水平的体力活动时就会出现症状。运动能够帮助控制哮喘发生的频率和严重程度。通过治疗和预防，你能够在运动的同时控制哮喘的发生。正确用药，当哮喘患者进行运动时只会出现很小的问题或限制。

越来越多的证据表明，肥胖能够增加患哮喘的风险。如果你超重，那么运动能够帮助你减轻体重，同时对预防和治疗哮喘也有帮助。关键的问题是要选择自己喜欢的运动，让有规律的运动成为你生活的一部分，这对你的健康会产生较大的影响。

什么类型的运动才是最好的呢？你可以尝试以下几种：游泳、步行、骑自行车、慢跑（Jog）、跑步（Run）。

通常高强度的运动会比长时间的运动引发更多的问题，同时，寒冷干燥的空气要比温暖潮湿的空气更容易引发哮喘。因此，在休息和进行低强度运动时应尽可能地用鼻子呼吸。

当你变得更加健康时，在进行相同运动量的活动时，出现哮喘的情况会越来越少。研究表明，运动能够降低呼吸道的肿胀及症状的严重程度和发生频率。总体来讲，你的生活质量也会提高。

那么，你需要进行多长时间的运动呢？不活跃（不运动）的人变得活跃可以获得最大的健康益处。尽最大努力让自己每周步行达到150分钟。让有规律的运动成为你生活的一部分，能够对你的健康产生较大的影响。

刚刚开始运动吗？你可以先进行有氧运动，随着时间的推移逐渐增加抗阻运动。哮喘患者由于长期服用皮质类固醇药物可能会引起肌肉萎缩，进而导致肌肉力量减弱，尤其是下肢。如果出现这种情况，那么你需要进行力量训练。无论是从哪种类型的运动开始，这两种运动都会对你的整体健康体适能产生更多益处。

开始运动

● 在开始运动前向医护人员咨询，要求说明可能与你的运动有关的一些事宜，以及可能需要调整的用药量。

● 请遵医嘱服药。你可能需要在运动前后服用短效的支气管扩张剂。

● 如果你已经出现了症状，那么症状改善前不要进行运动。运动需要功能正常的呼吸道。

- 如果运动加剧了哮喘症状，要立刻停下来并联系医生，你可能需要强化药物治疗。

- 在进行户外运动时，要考虑空气质量。如果空气质量指数（Air Quality Index，AQI）在二级以上（AQI > 50），则应考虑进行室内运动。

- 在最不可能出现症状的时间进行运动，上午的中后段是最好的时间。

- 进行热身和整理活动，减少可能发生的症状。

- 在运动计划中做出长期承诺，提高健康水平。这可能需要长达6个星期才能获得有益的结果。

- 要根据天气和症状的变化来调整运动计划。

- 缓慢开始。每天只步行10分钟就足够了。

- 根据需要增加休息次数。

- 随着时间的推移增加运动强度和持续时间，尤其是运动的持续时间。

- 先自己开始运动。把步行或另一种形式的运动融入你的日常生活中。如果你的健康水平较低，开始时每次时间短些（5~10分钟）。随着时间的推移，逐渐增加到20~60分钟。

- 邀请别人和你一起运动。一起运动的乐趣会更多，会增加你坚持下去的概率。狗狗也是重要的步行伙伴。

- 在社区寻找可行的项目。可以联系一个合适的、有资质的专业人士来帮助你。但当你开始步行时你真正需要的是一双好鞋。

- 使用计步器或其他设备来追踪记录运动进度。慢慢向你的目标靠近，如每天步行10 000步。

有氧运动

美国运动医学会和美国疾病控制和预防中心推荐成年人每周至少进行150分钟的中等强度有氧运动，或至少进行75分钟的较大强度有氧运动，或两者相结合。他们还建议每周进行两次肌肉力量训练。请遵循FITT原则设计和执行一个安全、有效和有趣的运动方案。

- 频率：一周至少进行3~4次有氧运动，逐渐增加到一周5次。

- 强度：中等强度的运动。使用"说话测试"帮助你监测。例如，当以中等速度步行时，尽管心率和呼吸有点加快，但是你应能聊天说话。随着你走的速度加快，你的呼吸频率会加快，你的说话会困难。此时你就应达到了中等强度或"有点费力"。较大强度的运动会引起心率和呼吸加快。此时，你将很难开口说话了，强度达到了"费力到非常费力"。

- 时间：每天运动30~60分钟。你可以一次完成或者分几次完成，每次至少10分钟。

- 类型：做动用大肌肉群的、有节奏的运动。尝试快走、骑自行车和游泳。选择你喜欢的运动并在新的更活跃的生活方式中有规律地完成。根据不同时间或不同季节通过增加运动种类来保证运动方案的趣味性。

有氧运动注意事项

- 不要在一天中最冷的时间运动（如清晨或夜晚），也不要在污染较严重的环境中进行运动。你可以选择在室内运动，但要注意烟雾和过敏原。

● 运动前进行10分钟的热身，这能够减少在运动中和运动后哮喘症状发生的持续时间和严重程度。

● 运动后进行10分钟的整理活动。

● 如果你已经长时间不活跃（不运动），那么应从短时间运动开始（每次10～15分钟）。每2～4周后在每次运动中增加5分钟，逐渐增加到每周至少进行3～4天，每天至少进行30～60分钟的运动。

● 运动前、运动中和运动后大量补液。

● 不要进行对自己来说强度过高的运动，会引发哮喘症状，阻碍运动，也可能会增加运动损伤的风险。

抗阻运动

研究表明，抗阻运动可以帮助你获得更好的身体功能，促进身心健康。请遵循FITT原则制订抗阻运动方案。

● 频率：每周至少进行两次抗阻训练，两次抗阻训练应隔天进行。

● 强度：中等强度运动。如果你能举起某一重量10～15次，就达到了中等强度。当你只能举起某一重量8～10次就达到了高强度。请记住，你运动的目的不是要成为一名举重运动员，你的目标是提高肌肉力量和肌肉耐力，以便能够更轻松地完成日常活动。

● 时间：取决于训练组数。

● 类型：可以使用自由重量或固定器械，两种方法没有区别。没有加入健身房或健身俱乐部没有关系，你可以在家里用较轻的重量、弹力带或自身体重做同样的练习，如俯卧撑、仰卧起坐等。

抗阻运动注意事项

● 运动时避免憋气。憋气会导致血压出现大幅度变化，从而增加晕倒或出现不正常心脏节律的风险。

● 如果你有关节问题或其他健康问题，那么可以只做一组动用大肌肉群的运动。开始可以重复10～15次，当逐渐增加到能够重复15～20次时再增加一组。

你的运动方案应使你最大限度地获得运动的好处，尽可能地减少对健康和身体状态产生影响的风险。可以联系已经获得认证的运动专家，他们可以与你和你的医生合作，帮助你制订切合实际的目标，并为你制订安全、有效和有趣的运动方案。

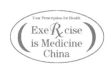

运动与血脂紊乱

血脂紊乱是由人体内各种脂类水平异常所致。脂类有多种形式，最常见的是甘油三酯和总胆固醇，还有些其他类型的胆固醇。理想状态下，甘油三酯、总胆固醇及低密度脂蛋白胆固醇（LDL-C）（"坏血脂"）在血液内的含量应很低，而高密度脂蛋白胆固醇（HDL-C）（"好血脂"）水平较高则是有益的。否则，你患有多种心血管疾病的风险会很高。

好的饮食或药物能够改变你的血脂水平，如果再与运动相结合则会更加有效。同时，它们还能够帮助你减少体脂和体重，并减少体内高水平的坏血脂和低水平的好血脂的风险。每降低1%的低密度脂蛋白（LDL），患心脏病的风险就降低2%～3%。

改善血脂水平与减少脂肪、降低体重相关，进行锻炼能够帮助你减重。有规律的运动和健康的饮食是最好的减重方式。运动能够帮助燃烧你的卡路里，减少体脂，同时还能降低患心脏病、2型糖尿病、高血压及脑卒中的风险。无论是否会降低体重，有规律的运动都能够改善你的健康状况。

刚刚开始运动吗？请从有氧运动（燃烧卡路里）开始。由于没有研究表明抗阻运动能够控制血脂，所以请你更多地关注有氧运动。之后，你应增加力量训练。这两种类型的运动能够帮助你减重，并提高整体健康体适能水平。

开始运动

● 在开始运动前向医护人员咨询，要求说明可能与你的运动有关的一些事宜，以及可能需要调整的用药量。

● 请遵医嘱服药。

● 运动不是改变血脂最主要的部分，想要获得成功，还需要调整饮食和服用药物。

● 先自己开始运动。把步行或另一种形式的运动融入你的日常生活中。如果你的健康水平较低，开始时每次时间短些（5～10分钟）。随着时间的推移，逐渐增加到20～60分钟。

● 邀请别人和你一起运动。一起运动的乐趣会更多，会增加你坚持下去的概率。狗狗也是重要的步行伙伴。

● 在社区寻找可行的项目。可以联系一名合适的、有资质的专业人士来帮助你。但当你开始步行时你真正需要的是一双好鞋。

● 使用计步器或其他设备来追踪记录运动进度。慢慢向你的目标靠近，如每天步行10000步。

有氧运动

美国运动医学会和美国疾病控制和预防中心推荐成年人每周至少进行150分钟的中等强度

有氧运动，或至少进行75分钟的较大强度有氧运动，或两者相结合。

他们还建议每周进行两次肌肉力量训练。请遵循FITT原则设计和执行一个安全、有效和有趣的运动方案。

● 频率：一周至少进行3～4次有氧运动，逐渐增加到一周5次。

● 强度：中等强度的运动。使用"说话测试"帮助你监测。例如，当以中等速度步行时，尽管心率和呼吸有点加快，但是你应能聊天说话。随着你走的速度越来越快，你的呼吸频率会加快，你说话会困难。此时你就应达到了中等强度或"有点费力"。较大强度的运动会引起心率和呼吸加快。此时，你将很难开口说话了，强度达到了"费力到非常费力"。

● 时间：每天运动30～60分钟。你可以一次完成或者分几次完成，每次至少10分钟。

● 类型：做动用大肌肉群的有节奏的运动，如快走、骑自行车和游泳。选择你喜欢的活动并在新的更活跃的生活方式中有规律地完成。根据不同时间或不同季节通过增加运动种类来保证运动方案的趣味性。

由于血脂的类型不同，因此运动方式也有区别。下面是针对每种血脂紊乱制订的具体运动指导方案：

总胆固醇和LDL胆固醇。LDL胆固醇是总胆固醇中最大的一部分。因此，LDL胆固醇的变化会体现总胆固醇的变化。降低较高的LDL水平是最重要的目标，因为较高的LDL水平在心脏病的发生过程中扮演着重要角色。要降低LDL胆固醇水平，需要每周至少运动250～300分钟，至少燃烧2000卡路里。此活动量能使大多数人降低体重和体脂，预期12～16周降低5%～8%的LDL胆固醇。

HDL胆固醇。进行大量的运动能够提高血液中HDL胆固醇的水平。研究表明，进行长时间的中等强度的运动对提高血液中HDL胆固醇的水平是最有益的，不需要进行较大强度的运动。

甘油三酯。与胆固醇不同，甘油三酯被用作燃料，尤其是有氧运动的燃料。进行大量中等到较大强度的运动对于降低甘油三酯最为有效。不同于其他脂类，甘油三酯在运动后降低，并在48小时内恢复至初始水平。因此，有规律的运动（至少每2天进行一次）对于持续降低甘油三酯水平尤为重要。在餐前或餐后进行30～45分钟的中等强度运动能够帮助你从血液中快速地清除甘油三酯。这也是让规律运动成为你生活一部分的一个原因。

有氧运动注意事项

● 如果你已经长时间不活跃（不运动），那么应从短时间运动开始（10～15分钟）。每2～4周后在每次运动中增加5分钟，逐渐增加到每周至少进行3～4天，每天至少进行30～60分钟的有氧运动。

● 如果进行高强度的运动，不能持续较长时间，不仅总能量消耗会减少，而且也会增加损伤的风险。

抗阻运动

抗阻运动对于胆固醇和甘油三酯的影响存在争议。一般而言，运动量太低不能够燃烧足够的卡路里。但尽管如此，抗阻运动也是有益的，它能够提高你的身体功能并改善你的健康状况。

减重可能会让你同时减掉肌肉和脂肪。有证据表明，中等强度的抗阻运动能够帮助你提高和维持肌肉量。抗阻运动可以改善身体能力，促进健康。以下是遵循FITT原则制订的抗阻运动方案。

- 频率：每周至少进行两次抗阻训练，两次训练应隔天进行。
- 强度：中等强度运动。如果你能举起某一重量10～15次，就达到了中等强度。当你只能举起某一重量8～10次就达到了高强度。请记住，你运动的目的不是要成为一名举重运动员，你的目标是提高肌肉力量和肌肉耐力，以便能够更轻松地完成日常活动。
- 时间：取决于你的训练组数。
- 类型：可以使用自由重量或固定器械，两种方法没有区别。你没有加入健身房或健身俱乐部吗？没有关系。你可以在家里用较轻的重量、弹力带或自身体重做同样的练习，如俯卧撑、仰卧起坐等。

抗阻运动注意事项

- 当你感到疲惫时，不要继续进行抗阻训练。最后几个动作的强度将接近你的最大承受能力，此时你的血压会升高。
- 运动时避免憋气。憋气会导致血压出现大幅度变化，从而增加晕倒或出现不正常心脏节律的风险。

你的运动方案应使你最大限度地获得运动的好处，尽可能地减少对健康和身体状态产生影响的风险。可以联系已经获得认证的运动专家，他们可以与你和你的医生合作，帮助你制订切合实际的目标，并为你制订安全、有效和有趣的运动方案。

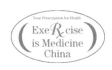

运动与癌症

据统计，在美国癌症是死亡的第二大原因，每年约有50万人死于癌症，约有1000万的美国人有癌症病史。

癌症发生在所有年龄段，尤其以老年人居多，76%被诊断为癌症的患者年龄都在55岁及以上，这就意味着许多患者还患有慢性疾病，如高血压、心脏病、2型糖尿病等疾病。在比较常见的治疗方法中，化疗、放疗、激素治疗的副作用使癌症患者体重增加或变得肥胖。运动对他们的长期健康起着至关重要的作用。

有证据表明，有规律的运动能够预防结肠癌、前列腺癌和乳腺癌。运动在癌症治疗过程中及治疗后都是安全的。研究显示，在治疗过程中进行有规律的运动有很多益处，包括减轻疲劳、焦虑及治疗伴随的副作用。运动还能帮助改善身体满意度、体重控制、情绪和提高生活质量。研究表明，仅10分钟的运动就能够减轻癌症患者的疲劳感，隔天运动效果更佳。

有证据显示，运动对癌症幸存者是安全有效的，但对于具体的运动形式和运动量还没有足够的证据支持。我们建议癌症患者应遵循健康人群的运动指导方案，根据需要进行修改。

在治疗癌症的过程中，运动目标是维持肌肉力量、耐力和功能。治疗结束后，目标是恢复原有的生理和心理功能水平。有氧运动有利于改善疲劳，肌肉力量锻炼或抗阻运动有利于预防肌肉萎缩，约50%的癌症患者出现了肌肉萎缩。

开始运动

● 跟肿瘤学专家或外科医生讨论把有规律的运动融入你的治疗计划当中，询问用药情况是否需要改变，要求说明可能与你的运动有关的一些事宜。

● 请遵医嘱服药。

● 缓慢开始。随着时间的推移逐渐增加运动强度和运动时间。首先应考虑增加运动时间，即达到20分钟或以上，其次考虑增加运动强度。

● 根据需要增加休息次数。

● 对于癌症患者没有最佳的运动处方，锻炼的目的是维持或尽可能地改善身体功能。根据目前的状况和治疗中发生的变化修改运动处方，引导你运动。

● 让医疗团队帮助你治疗副作用，如控制恶心、呕吐、疼痛的程度，可以让你更舒适地进行运动。

● 开始阶段可以自己先运动。把步行或另一种形式的运动融入你的日常生活中。

● 邀请别人和你一起运动。一起运动的乐趣会更多，会增加你坚持下去的概率。狗狗也是重要的步行伙伴。

- 在社区寻找可行的项目。可以联系一名合适的、有资质的专业人士来帮助你。但当你开始步行时你真正需要的是一双好鞋。

- 使用计步器或其他设备来追踪记录运动进度。慢慢向你的目标靠近，如每天步行10000步。

- 用日记记录你的活动。首先记录运动类型、运动强度、运动时间，其次记录运动前后出现的任何不适，这有助于制订下一阶段的运动计划。

有氧运动

美国运动医学会和美国疾病控制和预防中心推荐成年人每周至少进行150分钟的中等强度有氧运动，或至少进行75分钟的较大强度有氧运动，或两者相结合。他们还建议每周进行两次肌肉力量训练。请遵循FITT原则设计和执行一个安全、有效和有趣的运动方案。

- 频率：每周至少进行3～5次有氧运动。依据症状和疲劳状况调整运动计划。

- 强度：中等强度的运动。使用"说话测试"帮助你监测。例如，当以中等速度步行时，尽管心率和呼吸有点加快，但是你应能聊天说话。随着你走的速度越来越快，你的呼吸频率会加快，你说话会困难。此时你就应达到了中等强度或"有点费力"。较大强度的运动会引起心率和呼吸加快。此时，你将很难开口说话了，强度应达到了"费力到非常费力"。

- 时间：每天运动30～60分钟。你可以一次完成或者分几次完成，每次至少10分钟。在癌症治疗过程中，分几次完成比一次完成效果更好。

- 类型：做动用大肌肉群的有节奏的运动，步行、骑车就是很好的选择。选择你喜欢的运动并在新的、更活跃的生活方式中有规律地完成。根据不同时间或不同季节通过增加运动种类来保证运动方案的趣味性。

有氧运动注意事项

- 休息也是运动方案中的重要部分，根据需要在每次运动后进行休息。

- 如果你已经长时间不活跃（不运动），那么从短时间运动开始（10～15分钟）。每2～4周后在每次运动中增加5分钟，逐渐增加到每周至少进行3～4天，每天至少进行30分钟的运动。

- 部分药物对运动中的心率会有影响。运动的强度以自我感觉"有点费力"为准，"有点费力"这一强度标准会因每天不同的疲劳、疼痛感而发生变化，无论如何有规律地进行运动是关键。

- 出现以下情况时推迟运动计划：发烧、有出血倾向、贫血、血细胞计数异常、极度疲劳或疼痛。

- 如果你正在进行放射治疗，由于皮肤破裂导致汗液会刺激皮肤，那么应选择吸水的运动服，尽力使皮肤保持干燥。

抗阻运动

为了维持、改善肌肉和骨的功能，须进行中等强度到较大强度的抗阻运动；抗阻运动还能改善身体健康状况。请遵循FITT原则制订抗阻运动方案。

● 频率：每周至少进行两次抗阻训练，两次抗阻训练应隔天进行。

● 强度：中等强度。以你能够完成10~15次的某一负荷开始运动，开始时重复3~5次，逐渐增加至10~15次。

● 时间：完成1~3组动用所有大肌肉群的运动。

● 类型：开始时可以使用器械进行训练，有利于保持平衡。随着力量素质、平衡能力的提高，可进行自由重量器械训练。你没有加入健身房或健身俱乐部吗？没有关系。你可以在家里用弹力带或身体重量做同样的练习，还可以克服自身重力进行俯卧撑、仰卧起坐等练习。

抗阻运动注意事项

● 在运动开始时肌肉出现僵硬、酸痛等症状属于正常现象。

● 运动时避免憋气。憋气会导致血压出现大幅度变化，从而增加晕倒或出现不正常心脏节律的风险。如果你患有高血压，那么出现此类风险的概率会增加。

● 手术等治疗方法会使运动受到限制，如接受乳房切除术或乳房肿瘤切除术的女性患者，胸部、肘关节和肩关节的活动度可能会受到限制。另外，在肘关节和肩关节范围内做一些运动可能会减轻乳房切除术后的淋巴水肿。淋巴引流术也可以为患者提供一些帮助。

其他类型的运动

有氧运动和抗阻运动是最基本的运动类型，其他类型的运动，如瑜伽、太极拳、普拉提等也能够改善患者的平衡能力和柔韧性。研究显示，瑜伽能帮助患者治疗下腰痛、高血压；新兴研究显示，在乳腺癌的治疗过程中瑜伽能够减轻肿胀、提高免疫功能。除了上述，许多其他类型的运动也可以为患者提供一些帮助。在开始运动前让有经验的专业人士对你做相应的指导。

● 柔韧性是瑜伽、太极拳或普拉提运动需具备的重要的身体素质。每天运动结束后额外拿出10分钟进行主要肌肉、肌腱的牵拉，每次牵拉应持续10~30秒，重复3~4次。

你的运动方案应使你最大限度地获得运动的好处，尽可能地减少对健康和身体状态产生影响的风险。可以联系已经获得认证的运动专家，他们可以与你和你的医生合作，帮助你制订切合实际的目标，并为你制订安全、有效和有趣的运动方案。

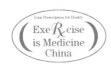

运动与慢性阻塞性肺疾病

慢性阻塞性肺疾病（Chronic Obstructive Pulmonary Disease，COPD），是一种破坏性的肺部疾病，是以不完全可逆的气流受限为特征的疾病。其有两种表现形式：慢性支气管炎和肺气肿。前者是由于小呼吸道狭窄导致气流受阻、慢性咳嗽；后者是由于肺和血液中的氧气和二氧化碳进行交换的场所破裂导致。COPD是最常见的肺部疾病，据统计，有大约2 400万美国人深受其害，它也是引起死亡的第四大原因。不幸的是，COPD往往是不可逆转的，但这并不意味着不能延缓其发展。

运动过程中COPD患者面临的主要问题是气短，所以患者就不愿意进行运动，这将降低他们的体适能水平，导致呼吸越来越困难，最终导致即使在较低水平的活动中也会出现气短。患者只有变得更活跃才可以打破这种循环。运动能够提高肌肉力量、心脏功能和循环能力，这就减轻了运动引起的呼吸压力。当你有规律地进行运动时，气短问题会越来越轻，运动能力会提高，生活质量会改善；运动还可以帮助你保持活跃、延缓COPD对你造成的影响。关键是选择你喜欢的运动可以帮助你控制COPD。把运动作为日常生活的一部分对你的整体健康有积极的影响。

COPD会使运动更具有挑战性，然而有规律的运动能够改善症状，使日常活动更容易完成；除此之外运动还有许多益处，能够减少其他疾病发生的风险、控制体重、缓减焦虑和压力、提高睡眠质量、使人精力充沛。制订和执行一个能够满足你个人需要的运动计划十分重要。开始时先进行有氧运动。如果COPD使你无法进行正常活动，那么肌肉体积会减小，会发生肌肉萎缩，进一步造成肌肉力量（尤其是下肢力量）下降。一旦出现肌肉萎缩症，COPD患者将会很虚弱，不能通过长时间运动来改善健康状况。如果已经出现这种状况，那么你需要从抗阻运动开始，待情况有所好转后可以再通过有氧运动来改善整体健康水平。

开始运动

● 在开始运动前向医护人员咨询，要求说明可能与你的运动有关的一些事宜，以及可能需要调整的用药量。

● 请遵医嘱服药。

● 制订正确的目标。运动的目的是改善体适能、减少气短、增加有效呼吸、增加日常活动的易行性。

● 请记住运动只是你康复计划的一部分。

● 在制订运动计划的过程中需做出长期承诺来提高健康水平。享受到运动带来的益处可能需要12周或更久。

● 或许有时你会感到自己的病情仅有较少好转或没有好转，请记住，一般情况下COPD患者会随着时间的推移病情加重，实际上没有好转就是有所改善。

● 根据天气和症状的变化调整你的运动计划。

● 选择户外运动时应考虑空气质量，如果空气质量指数处于二级以上（AQI＞50），应进行室内运动。

● 缓慢开始，每天步行10分钟就足够了。

● 如果需要可在运动中进行多次休息。

● 随着时间的推移增加运动的强度和运动时间，增加运动时间尤其重要。

● 开始阶段可以自己先运动。把步行或另一种形式的运动融入你的日常生活中。

● 邀请别人和你一起运动。一起运动的乐趣会更多，会增加你坚持下去的概率。狗狗也是重要的步行伙伴。

● 在社区寻找可行的项目。可以联系一名合适的、有资质的专业人士来帮助你。但当你开始步行时你真正需要的是一双好鞋。

有氧运动

美国运动医学会和美国疾病控制和预防中心推荐成年人每周至少进行150分钟的中等强度有氧运动，或至少进行75分钟的较大强度有氧运动，或两者相结合。他们还建议每周进行两次肌肉力量训练。请遵循FITT原则设计和执行一个安全、有效和有趣的运动方案。

● 频率：一周至少进行3～4次有氧运动，逐渐增加到一周5次。

● 强度：中等强度的运动。使用"说话测试"帮助你监测。例如，当以中等速度步行时，尽管心率和呼吸有点加快，但是你应能聊天说话。随着你走的速度越来越快，你的呼吸频率会加快，你说话会困难，此时你就应达到了中等强度或"有点费力"。较大强度的运动会引起心率和呼吸加快。此时，你将很难开口说话了，强度达到了"费力到非常费力"。

● 时间：每天运动30～60分钟。你可以一次完成或者分几次完成，每次至少10分钟。

● 类型：做动用大肌肉群的有节奏的运动，如快走、骑车和游泳等运动。选择你喜欢的运动并在新的、更活跃的生活方式中有规律地完成。根据不同时间或不同季节通过增加运动种类来增强运动方案的趣味性。

有氧运动注意事项

● 通过缩唇呼吸和动员横膈膜参与改善呼吸状况，这样会使呼吸频率下降。如果需要可以在运动中使用氧疗，这有助于维持充足的血氧含量。

● 避免在恶劣天气下运动，可以在上午的中后时间段进行运动。记住除了COPD本身，冷空气也会使呼吸道变窄。

● 如果你已经长时间不活跃（不运动），从短时间运动开始（每次10～15分钟）。每2～4周后在每次运动中增加5分钟，逐渐增加到每周至少进行3～4天，每天至少进行30分钟的运动。

- 运动前、运动中、运动后应大量补液。

- 使用自觉疲劳程度量表（Rating of Perceived Exertion，RPE）而不是心率来衡量运动强度。依据症状调整运动计划。

抗阻运动

有证据表明，中等强度的抗阻运动能够改善功能能力、促进身体健康。进行抗阻运动时仍然需要遵循FITT原则。以下是遵循FITT原则制订的抗阻运动方案。

- 频率：每周至少进行两次抗阻训练。两次训练应隔天进行。

- 强度：中等强度运动。当你能举起某一重量15～20次，就是中等强度。当你只能举起某一重量8～10次，就是高强度。请记住，你运动的目的不是要成为一名举重运动员，你的目标是提高肌肉力量和肌肉耐力，更轻松地完成日常活动。

- 时间：取决于运动的组数。

- 类型：以使用无器械自由重量或有器械的方式训练所有主要肌群，两种方法无差别。你没有加入健身房或健身俱乐部吗？没有关系。你可以在家里用较轻的重量、弹力带或自身体重做同样的练习，如俯卧撑、仰卧起坐等练习。

抗阻运动注意事项

- 运动时避免憋气。憋气会导致血压出现大幅度变化，从而增加晕倒或出现不正常心脏节律的风险。如果你患有高血压，那么出现此类风险的概率会增加。

- 如果你有关节问题或其他健康问题，只做一组主要肌群的训练。开始于10～15次重复次数，到能完成15～20次重复次数时再增加一组。

你的运动方案应使你最大限度地获得运动的好处，尽可能地减少对健康和身体状态产生影响的风险。可以联系已经获得认证的运动专家，他们可以与你和你的医生合作，帮助你制订切合实际的目标，并为你制订安全、有效和有趣的运动方案。

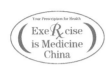

运动与虚弱

在成年人中，老年人是最不活跃的人群。据统计，75岁以上的老年人20%～30%都处于虚弱状态。

什么是虚弱？虚弱包括肌肉无力、活动减少、步行缓慢及易疲劳、无原因的体重下降，并且经常伴随其他慢性疾病和老龄化问题。

对此你可以做些什么呢？有证据表明，有规律的体力活动具有下列好处：

● 它能延缓老龄化所伴随的运动能力下降。

● 它能改善与年龄相关的身体机能的变化，如肌肉流失、骨丢失、脂肪含量降低。

● 它能促进心理和认知功能。

● 它能帮助管理多种慢性疾病。

● 它能减少身体残疾的风险。

● 它能延长寿命。

● 它能保证更大程度的独立性。

● 它能提高生活质量。

有规律的体力活动带来的益处显而易见，可以改善身体功能和健康状况。在任何年龄阶段，运动都应是日常生活的一部分。

随着年龄的增长，改善虚弱、维持独立性的最好方法是保持活跃（进行运动）。它能够帮助维持心血管适能、肌肉力量、肌肉耐力、平衡性和柔韧性。一个好的运动计划都会强调这些因素，目的是提高自理能力，增强幸福感。

有氧运动和抗阻运动相结合比两者单独使用效果更好。请记住，任何年龄都可以通过运动来改善虚弱。大量研究表明，八九十岁的人依然能够通过运动来提高肌肉力量、心血管适能和平衡性。当老年人肌肉力量增长时，他们整体的活动水平也随之改善。

开始运动

● 在开始运动前向医护人员咨询，要求说明可能与你的运动有关的一些事宜。

● 请遵医嘱服药。

● 你的目标是提高体适能，其中包括移动能力和进行日常活动的能力。

● 最重要的是独立地、相对轻松地移动，这对于日常生活更为有益。

● 选择你喜欢的运动，有助于你有规律地进行锻炼。如果步行太难，那么可以尝试骑车、游泳或在轮椅上运动。

● 用小负荷进行低水平的力量训练，使腕部和踝部承受的负荷刚刚好；还需进行提高灵活性、手眼协调能力、反应能力、预防跌倒的运动。

● 缓慢开始，随着时间的推移增加运动的强度和时间。运动前做充分的热身运动。

● 邀请别人和你一起运动。一起运动的乐趣会更多，会增加你坚持下去的概率。考虑加入一个运动课程。

● 在社区寻找可行的项目。可以联系一名合适的、有资质的专业人士来帮助你。但当你开始步行时你真正需要的是一双好鞋。

● 最重要的是，每天保持身心愉悦。

有氧运动

美国运动医学会和美国疾病控制和预防中心推荐65岁以上的成年人每周至少进行150分钟的中等强度有氧运动，或至少进行75分钟的较大强度有氧运动，或两者相结合。他们还建议每周进行两次肌肉力量训练。如果你的身体较为虚弱，以中等强度开始运动。平衡训练可以减少跌倒风险。请遵循FITT原则设计和执行一个安全、有效和有趣的运动方案，具体如下。

● 频率：一周的大多数天数进行运动，至少3~5天。

● 强度：中等强度的运动。使用"说话测试"帮助你监测。例如，当以中等速度步行时，尽管心率和呼吸有点加快，但是你应能聊天说话。随着你走的速度越来越快，你的呼吸频率会加快，你说话会困难。此时你就应达到了中等强度或"有点费力"。较大强度的运动会引起心率和呼吸加快。此时，你将很难开口说话了，强度达到了"费力到非常费力"。

● 时间：每天至少运动30分钟，按照自己的情况可以增加到60分钟。你可以一次性完成或分几次完成，每次至少10分钟。

● 类型：做动用大肌肉群的有节奏的负重运动。选择跌倒风险较低的运动，步行是很好的选择，游泳和水中运动也可以。有退行性关节问题，步行困难，曾经做过髋、膝关节置换术的虚弱患者可以在椅子上进行运动。选择你喜欢的活动并在新的更活跃的生活方式中有规律地完成。根据不同时间或不同季节通过增加运动种类来保证运动方案的趣味性。

有氧运动注意事项

● 老年人在制订运动计划前应向健康专家咨询，这有助于你考虑到治疗的需要和风险的控制，还可以增强身体活动的益处，确保安全。

● 如果你已经长时间不活跃（不运动），那么从短时间运动开始（10~15分钟）。每2~4周后在每次运动中增加5分钟，逐渐增加到每周至少进行3~4天，每天至少进行30分钟的有氧运动。

● 老年人需要更长的时间来适应运动负荷的改变，最好缓慢增加运动负荷。

● 如果你能超越指南的最低标准，那就去做。但需注意这可能需要一段时间。

抗阻运动

从50岁开始到70岁，肌肉力量每10年约下降15%；70岁以后肌肉力量每10年约下降30%。这会导致跌倒风险增加、独立性下降。中等强度的力量训练对于改善或维持健康和独立性是必要的。请遵循FITT原则制订抗阻运动方案，具体如下。

- 频率：每周至少进行两次抗阻训练，两次训练应隔天进行。
- 强度：中等强度（10～15次重复）。
- 时间：完成两组所有大肌肉群参与的运动。
- 类型：首先尽力使下肢力量增长，从而降低跌倒风险；不过也不能忽略上肢的锻炼。

开始时使用器械进行练习，有利于维持平衡。随着力量、平衡能力的提高，可进行自由重量练习。你没有加入健身房或健身俱乐部吗？没有关系。你可以在家里用弹力带或身体重量做同样的练习，还可以克服自身重力进行俯卧撑、仰卧起坐等练习。

抗阻运动注意事项

- 运动时避免憋气。憋气会导致血压出现大幅度变化，从而增加晕倒或出现不正常心脏节律的风险。如果你患有高血压，那么出现此类风险的概率会增加。
- 如果你有关节问题或其他问题，所有大肌肉群参与的运动均只做一组。开始时重复10～15次，到能完成15～20次重复次数时再增加一组。

其他类型的运动

- 平衡能力差、肌肉质量下降和肌肉力量减弱均是骨折和跌倒的独立危险因素，50%的老年人存在平衡问题。
- 运动很容易提升平衡能力。单脚站立或爬楼梯能够增强腿部力量和平衡能力。
- 如果你的平衡能力存在问题，运动时使用支撑，如靠近墙、椅子或有人在旁协助你进行坐、站运动。为了减少对跌倒的恐惧可选择在温水中进行运动。
- 保持柔韧性也同等重要，每天运动结束后额外拿出10分钟进行主要肌肉肌腱的牵拉。每块组织的牵拉应持续10～30秒，重复3～4次。
- 太极拳、瑜伽都是发展平衡性、柔韧性的好方法。

你的运动方案应使你最大限度地获得运动的好处，尽可能地减少对健康和身体状态产生影响的风险。可以联系已经获得认证的运动专家，他们可以与你和你的医生合作，帮助你制订切合实际的目标，并为你制订安全、有效和有趣的运动方案。

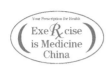

运动与心力衰竭

心力衰竭（Heart Failure）是指心脏没有能力向全身输送足够的血液和氧气。据统计，大约有600万美国人（1%～2%）患有心力衰竭。心力衰竭表现为易疲劳、呼吸急促及运动耐受性低。

对于大部分心力衰竭患者而言，运动都是安全有效的。对于那些服用处方药、低钠饮食、体力活动活跃的患者，制订心脏康复计划是最有效的。

研究表明，有规律的运动能够改善身体功能、减少心力衰竭症状。整体来说，增加运动可以提高生活质量。然而，如果3周内不运动（不活跃），运动对身体的影响就会消失。只有把运动作为日常生活的一部分才能发挥更大的作用。

保持健康才能更好地完成日常活动。最关键的是运动开始前制订一个能满足你需要并能执行的运动计划。

有证据表明，有氧运动和抗阻运动都能够改善心力衰竭，所以尽量把两者结合。如果刚开始运动，则先以有氧运动为主；随着时间的推移增加抗阻运动。有氧运动和抗阻运动两者结合能更有效地改善并发症、身体功能和整体健康水平。

开始运动

● 在开始运动前向医护人员咨询，要求说明可能与你的运动有关的一些事宜，以及可能需要调整的用药量。

● 请遵医嘱服药。

● 按照医生的建议进食。

● 如果你属于超重人群，那么做相同量的运动就需要摄入更多的氧气。饮食和运动计划有助于你减重，还能改善心力衰竭症状和运动耐受性。

● 保持简单的目标：改善移动能力、更容易完成日常活动、提高整体健康水平。

● 选择低冲击力的、大肌肉群参与的并可以持续进行的运动，如步行、骑车或水中运动，低强度、长时间的运动比高强度运动效果更好。

● 从短时间运动开始（10～15分钟），逐渐增加到20～40分钟，每周不少于3天。

● 运动中根据需要进行休息。使用RPE和呼吸困难量表而不是心率来衡量运动强度。

● 每周增加2～3次高重复性的、低阻力的循环训练，与此同时增加扩大关节活动度的拉伸运动。

● 运动开始前进行热身运动，结束后进行整理运动。

● 开始阶段可以自己先运动。把步行或另一种形式的运动融入你的日常生活中。

● 邀请别人和你一起运动。一起运动的乐趣会更多，会增加你坚持下去的概率。狗狗也是重要的步行伙伴。

● 在社区寻找可行的项目。可以联系一名合适的、有资质的专业人士来帮助你。但当你开始步行时你真正需要的是一双好鞋。

● 使用计步器或其他设备来追踪记录运动进度。

有氧运动

美国运动医学会和美国疾病控制和预防中心推荐成年人每周至少进行150分钟的中等强度有氧运动，或至少进行75分钟的较大强度有氧运动，或两者相结合。他们还建议每周进行两次肌肉力量训练。以低到中等强度开始运动，但是如果你有医务监督，短时间的高强度运动也是可以和有效的。请遵循FITT原则设计和执行一个安全、有效和有趣的运动方案。

● 频率：一周至少进行3～4次有氧运动，逐渐增加到一周5次。

● 强度：中等强度的运动。使用"说话测试"帮助你监测。例如，当以中等速度步行时，尽管心率和呼吸有点加快，但是你应能聊天说话。随着你走的速度越来越快，你的呼吸频率会加快，你说话会困难。此时你就应达到了中等强度或"有点费力"。较大强度的运动会引起心率和呼吸加快。此时，你将很难开口说话了，强度达到了"费力到非常费力"。

● 时间：每天运动30～60分钟。你可以一次完成或者分几次完成，每次至少10分钟。

● 类型：做动用大肌肉群的有节奏的运动。可以尝试快走、骑车、游泳。选择你喜欢的运动并在新的、更活跃的生活方式中有规律地完成。根据不同时间或不同季节通过增加运动种类来保证运动方案的趣味性。

有氧运动注意事项

● 密切监测你的运动强度，如果你感到疲劳，那么请调整运动计划。

● 如果你感到胸痛或心绞痛应立即停止运动；如果出现持续的胸痛、心绞痛、呼吸困难或极度疲劳，请立即就医。

● 被诊断出患有左室流出道梗阻、失代偿性心力衰竭等疾病或出现心率不稳定等症状不应进行运动。

抗阻运动

长期不运动会导致肌肉萎缩、肌肉力量减退。卫生保健人员习惯于关注抗阻运动和其对心脏的要求，但是研究表明，做好合理的预防措施后力量训练对心力衰竭患者没有不利影响。还有研究表明，中等强度的抗阻运动能够改善身体功能、促进健康。请遵循FITT原则制订抗阻运动方案，具体如下。

● 频率：每周至少进行两次抗阻训练，两次训练应隔天进行。

● 强度：以中等强度进行运动，如果你能举起某一重量15～20次，就是较低强度。当你只能举起某一重量10～15次，就是中等强度。请记住，你运动的目的不是要成为一名举重运动员，你的目标是提高肌肉力量和肌肉耐力，更轻松地完成日常活动。

● 时间：取决于运动的组数。

● 类型：可以使用无器械自由重量或有器械的方式锻炼所有主要肌群，两种方法无差别。你没有加入健身房或健身俱乐部吗？没有关系。你可以在家里用较轻的重量、弹力带或自身体重做同样的练习，如俯卧撑、仰卧起坐等练习。

抗阻运动注意事项

● 避免阻力过大、静力性（或等长）收缩。

● 运动时避免憋气。憋气会导致血压出现大幅度变化，从而增加晕倒或出现不正常心脏节律的风险。如果你患有高血压，那么出现此类风险的概率会增加。

● 如果你有关节问题或其他健康问题，只做一组主要肌群的训练。开始于10～15次重复次数，到能完成15～20次重复次数时再增加一组。

你的运动方案应使你最大限度地获得运动的好处，尽可能地减少对健康和身体状态产生影响的风险。可以联系已经获得认证的运动专家，他们可以与你和你的医生合作，帮助你制订切合实际的目标，并为你制订安全、有效和有趣的运动方案。

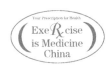 **运动与高血压**

据统计，高血压（一段时间内血压 > 140／90mmHg）影响约7800万美国人，是全球死亡的主要原因，但有约30％的成年人并不知道他们患有高血压，有些人即使知道也没有进行控制。如果不及时治疗，高血压会增加患心脏病、脑卒中及外周动脉疾病的风险。

有规律的运动可以减少50％的高血压发生率，降低27％患脑卒中的风险，在某些情况下，运动能够在减少药物的情况下控制血压。

你需要多少运动呢？不活跃（不运动）的人变得活跃可以获得最大的健康益处，让有规律的运动成为生活的一部分能够对你的健康产生重大影响。

有证据表明，有氧运动和肌肉力量训练都很重要，因此，尽量把两者结合。如果刚开始运动，则先以有氧运动为主；随着时间的推移增加抗阻运动。上述两种运动相结合可以给高血压患者带来益处，提高整体健康体适能。

开始运动

● 在开始运动前向医护人员咨询，要求说明可能与你的运动有关的一些事宜，以及可能需要调整的用药量。

● 请遵医嘱服药。

● 考虑其他改变。运动和药物在降低血压的过程中扮演重要的角色，但是最成功的控制血压的案例中还包含生活中的其他方面。请健康饮食，科学管理体重、压力和睡眠，戒烟及控制其他药物使用，限制酒精摄入。

● 开始阶段可以自己先运动。把步行或另一种形式的运动融入你的日常生活中。

● 邀请别人和你一起运动。一起运动的乐趣会更多，会增加你坚持下去的概率。狗狗也是重要的步行伙伴。

● 在社区寻找可行的项目。可以联系一名合适的、有资质的专业人士来帮助你。但当你开始步行时你真正需要的是一双好鞋。

● 使用计步器或其他设备来追踪记录运动进度。慢慢向你的目标靠近，如每天步行10 000步。

有氧运动

美国运动医学会和美国疾病控制和预防中心推荐成年人每周至少进行150分钟的中等强度有氧运动，或至少进行75分钟的较大强度有氧运动，或两者相结合。他们还建议每周进行两次肌肉力量训练。请遵循FITT原则设计和执行一个安全、有效和有趣的运动方案。

● 频率：一周至少进行3～4次有氧运动，逐渐增加到一周5次。

- 强度：中等强度的运动。使用"说话测试"帮助你监测。例如，当以中等速度步行时，尽管心率和呼吸有点加快，但是你应能聊天说话。随着你走得更快，你会呼吸加快，说话困难，此时你就应达到了中等强度或"有点费力"。较大强度的运动会引起心率和呼吸的较大程度的上升。此时，你将很难开口说话了，强度达到了"费力到非常费力"。

- 时间：每天运动30～60分钟。你可以一次完成或者分几次完成，每次至少10分钟。

- 类型：做动用大肌肉群的、有节奏的运动，如快走、骑自行车和游泳。选择你喜欢的运动并在新的、更活跃的生活方式中有规律地完成。根据不同时间或不同季节通过增加运动种类来保证运动方案的趣味性。

有氧运动注意事项

- 如果你已经长时间不活跃（不运动），从短时间运动开始（每次10～15分钟）。运动2～4周后在每次运动中增加5分钟，逐渐增加到每周至少进行3～4天，每天至少进行30～60分钟的运动。

- 如果你在服用β受体阻滞剂药物或其他药物，请注意这些药物会影响运动中的心率，用"有点费力"的强度进行运动。

- 每次运动后要慢慢恢复平静。在运动后如果停止太快，某些降血压药物会让你的血压降低太多。这些药物包括α受体阻滞剂、钙通道阻滞剂和血管舒张剂。

- 运动前、运动中、运动后要注意补液，特别是在天气炎热，你准备进行长时间运动时。在炎热潮湿的环境下，β受体阻滞剂和利尿剂会影响身体的体温调节功能。

- 在条件允许的情况下，在运动前测量血压，如果在安静状态下你的收缩压大于200mmHg或舒张压大于115mmHg，不要运动，请联系医生，看是否需要更换药物。

抗阻运动

研究表明，中等强度的抗阻运动能够使血压升高。当你举起一个物体时，你的血压的升高幅度取决于你在用力时动用了多少肌肉及你举起物体的费力程度。例如，用你的腿或背部举起物体或举很重的物体时，血压的升高程度要超过用手举起物体或举起较轻物体时血压的升高程度。随着力量的增加，当举起相同重量的物体时，血压会比刚开始训练时降低。请遵循FITT原则制订抗阻运动方案，具体如下。

- 频率：每周至少进行两次抗阻训练，两次训练应隔天进行。

- 强度：中等强度。当你能举起某一重量15～20次时，就是中等强度。当你只能举起某一重量8～10次时，就是大强度。请记住，你运动的目的不是要成为一名举重运动员，你的目标是提高肌肉力量和肌肉耐力，以便能够更轻松地完成日常活动。

- 时间：取决于运动的组数。

- 类型：可以使用无器械自由重量或有器械的方式锻炼所有主要肌群，两种方法无差别。你没有加入健身房或健身俱乐部吗？没有关系。你可以在家里用较轻的重量、弹力带或自身体重做同样的练习，如俯卧撑、仰卧起坐等练习。

抗阻运动注意事项

● 当你感到疲劳时，不要继续负重。最后几次动作的强度将接近你的最大承受能力，此时血压会升高较多。

● 运动时避免憋气。憋气会导致血压出现大幅度变化，从而增加晕倒或出现不正常心脏节律的风险。

你的运动方案应使你最大限度地获得运动的好处，尽可能地减少对健康和身体状态产生影响的风险。可以联系已经获得认证的运动专家，他们可以与你和你的医生合作，帮助你制订切合实际的目标，并为你制订安全、有效和有趣的运动方案。

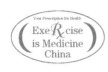 **运动与腰痛**

据统计，美国有120万名成年人患有腰痛，大约25%的腰痛患者在过去的3个月内出现过腰痛症状，超过80%的美国人至少有过一次腰痛。

虽然患有腰痛的原因有很多，但大多数都是机械性的。也就是说，他们腰痛是由于超负荷负重或背部受伤引起的。腰痛分为急性腰痛（少于3个月）和慢性腰痛（3个月以上）。运动是治疗这两种腰痛的重要方法。对于这两种类型的腰痛，都应避免任何引起症状或疼痛的运动或活动。试着尽快恢复正常水平的活动。除了剧烈疼痛期，避免卧床休息。

对于严重的急性腰痛，用缓解疼痛的药物和冰袋治疗。调整活动方法以减少腰部压力为主，尤其是在开始阶段。强调进行低强度的活动，随着时间的推移，增加活动的强度和持续时间，直到恢复正常。对于慢性和复发性腰痛患者，强烈推荐进行运动和正常的体力活动。

许多腰痛患者伴随有抑郁、焦虑和失眠，体适能水平也较低。一些人认为疼痛是受伤的迹象，所以他们停止了活动，避免任何形式的用力，他们没有意识到保持活跃是安全的。事实上，长期保持活跃状态能改善腰痛。关键是他们需做出一些小小的改变。

开始运动

● 在开始运动前向医护人员咨询，要求说明可能与你的运动有关的一些事宜。

● 请遵医嘱服药。

● 你应做哪种类型的运动呢？什么是最好的并没有达成共识。然而，专家建议腰痛人群至少和普通人群一样，进行相同强度和活动总量的运动。

● 选择你喜欢的低冲击性的运动，并有规律地进行，如走路或游泳。

● 开始阶段可以自己先运动。把步行或另一种形式的运动融入你的日常生活中。

● 邀请别人和你一起运动。一起运动的乐趣会更多，会增加你坚持下去的概率。狗狗也是重要的步行伙伴。

● 在社区寻找可行的项目。可以联系一名合适的、有资质的专业人士来帮助你。但当你开始步行时你真正需要的是一双好鞋。

● 使用计步器或其他设备来追踪记录运动进度。慢慢向你的目标靠近，如每天步行10 000步。

有氧运动

美国运动医学会和美国疾病控制和预防中心推荐成年人每周至少进行150分钟的中等强度有氧运动，或至少进行75分钟的较大强度有氧运动，或两者相结合。他们还建议每周进行两次肌肉力量训练。请遵循FITT原则设计和执行一个安全、有效和有趣的运动方案，具体如下。

● 频率：一周至少进行3～4次有氧运动。

● 强度：不会引起疼痛的中等强度的活动。使用"说话测试"帮助你监测。例如，当以中等速度步行时，尽管心率和呼吸有点加快，但是你应能聊天说话。随着你走的速度越来越快，你的呼吸频率会加快，你说话会困难，此时你就应达到了中等强度或"有点费力"。较大强度的运动会引起心率和呼吸加快。此时，你将很难开口说话了，强度达到了"费力到非常费力"。

● 时间：每天运动30～60分钟。你可以一次完成或者分几次完成，每次至少10分钟。

● 类型：做有节奏的、负重的和低冲击性的，且动用大肌肉群的运动。选择你喜欢的活动并在新的、更活跃的生活方式中有规律地完成。根据不同时间或不同季节通过增加运动种类来保证运动方案的趣味性。

有氧运动注意事项

● 如果你已经长时间不活跃（不运动），从短时间运动开始（每次10～15分钟）。每2～4周后在每次运动中增加5分钟，逐渐增加到每周至少进行3～4天，每天至少进行30分钟的运动。

● 避免高冲击性的运动，如跑步。

● 一过性腰痛发作之后，你可以立刻开始进行低冲击性的有氧运动。但是，躯干部分的运动要推迟至少两周。

● 不要在痛点处运动。如果身体哪个部位受伤了，就不要运动。

抗阻运动

中等或较大强度的抗阻运动对治疗和预防腰痛很重要。抗阻运动可以改善身体功能，也可以促进身体健康。请遵循FITT原则制订抗阻运动方案。

● 频率：每周至少进行两次抗阻训练，两次训练应隔天进行。

● 强度：中等至大强度水平（重复8～12次）。当你能举起某一重量10～15次时，就达到了中等强度。当你只能举起某一重量8～10次时，就达到了高强度。请记住，你运动的目的不是要成为一名举重运动员，你的目标是提高肌肉力量和肌肉耐力，更轻松地完成日常活动。

● 时间：重复两组动用主要肌群的运动，重点是动用躯干的核心肌群。

● 类型：强壮的腹部、背部和腿部肌肉对于维持良好的姿势和身体力学至关重要。一旦急性疼痛消退，就开始做轻力量练习，帮助你改善身体姿态。可以使用自由重量或固定器械，两种方法没有区别。你没有加入健身房或健身俱乐部吗？没有关系。你可以在家里用较轻的重量、弹力带或自身体重做同样的练习，如俯卧撑、仰卧起坐等练习。

抗阻运动注意事项

● 避免较大的负重，特别是躯干肌肉。

● 运动时不要憋气。憋气会导致血压出现大幅度变化，从而增加晕倒或出现不正常心脏节律的风险，如果你患有高血压，那么出现此类风险的概率会增加。

- 如果你有关节问题或其他健康问题，只做一组主要肌群的锻炼。开始于10～15次重复次数，到能完成15～20次重复次数时再增加一组。

其他类型的运动

- 瑜伽和太极拳可能有助于缓解或防止腰痛。需注意的是，不要做任何可能加重病情的姿势。

- 躯干、髋部和腿部的柔韧性训练也会增加运动效果。你每天做有氧运动或力量训练后，再用额外的10分钟牵拉主要肌肉和肌腱。每次牵拉应持续10～30秒，重复3～4次。

你的运动方案应使你最大限度地获得运动的好处，尽可能地减少对健康和身体状态产生影响的风险。可以联系已经获得认证的运动专家，他们可以与你和你的医生合作，帮助你制订切合实际的目标，并为你制订安全、有效和有趣的运动方案。

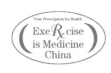 **运动与骨关节炎**

据统计，大约有2700万美国人患有骨关节炎，即一种退行性关节病。软骨退化会引起关节疼痛、活动范围减小，甚至会导致身体残疾、降低生活质量。

骨关节炎有几种危险因素，包括年龄（65岁以上的成年人大约80%患有骨关节炎）、女性及超重和肥胖。有过受伤史、肌肉力量较弱、关节松弛也是其危险因素。负重的关节，如膝关节和髋关节，发病的风险较大。虽然部分危险因素我们不能改变，如年龄、性别，但是我们可以通过改变其他危险因素来降低骨关节炎的发病率。

骨关节炎患者进行运动比较困难，运动或许还会引起疼痛，这就导致骨关节炎患者不愿意运动，长时间不运动会使关节僵硬、不灵活，周围肌肉力量减弱，然后患者更加不愿意运动，如此形成恶性循环。运动能够减轻关节肿胀和疼痛，维持健康的体重，这样可以降低关节压力、促进软骨和骨健康，最终提高整体功能。改善骨关节炎的关键是选择你喜欢的运动并且坚持下去。

研究显示，有氧运动和抗阻运动均能够改善骨关节炎，所以尽量把两者结合。如果刚开始运动，那么先以有氧运动为主，这有助于减重；随着时间的推移增加抗阻运动。两者结合不仅能更有效地改善疼痛和关节僵硬，还能提高整体健康水平。

开始运动

● 在开始运动前向医护人员咨询，要求说明可能与你的运动有关的一些事宜，以及可能需要调整的用药量。

● 请遵医嘱服药。

● 选择低冲击力或没有冲击力的运动，步行、游泳、水中运动和骑车都是很好的选择。

● 热身运动和整理运动能够帮助你避免额外的疼痛。

● 把每天的运动分为若干次，试着从30分钟开始（每次10分钟，分3次进行），设定时间目标而不是距离目标。

● 缓慢开始，随着时间的推移增加运动的强度和时间。运动中根据需要进行休息，根据症状调整运动计划。

● 开始阶段可以自己先运动。把步行或另一种形式的运动融入你的日常生活中。

● 邀请别人和你一起运动。一起运动的乐趣会更多，会增加你坚持下去的概率。狗狗也是重要的步行伙伴。

● 在社区寻找可行的项目。可以联系一名合适的、有资质的专业人士来帮助你。但当你开始步行时你真正需要的是一双好鞋。

- 使用计步器或其他设备来追踪记录运动进度。慢慢向你的目标靠近，如每天步行10 000步。

有氧运动

美国运动医学会和美国疾病控制和预防中心推荐成年人每周至少进行150分钟的中等强度有氧运动，或至少进行75分钟的较大强度有氧运动，或两者相结合。他们还建议每周进行两次肌肉力量训练。需注意的是，目前还没有针对骨关节炎患者的FITT原则，可以使用健康成年人的FITT原则，可根据自己的疼痛程度、关节运动时的稳定性、功能受限状况调整运动计划。请遵循FITT原则设计和执行一个安全、有效和有趣的运动方案，具体如下。

- 频率：一周至少进行3~4天有氧运动。
- 强度：中等强度的运动。使用"说话测试"帮助你监测。例如，当以中等速度步行时，尽管心率和呼吸有点加快，但是你应能聊天说话。随着你走的速度越来越快，你的呼吸频率会加快，你说话会困难。此时你就应达到了中等强度或"有点费力"。较大强度的运动会引起心率和呼吸加快。此时，你将很难开口说话了，强度达到了"费力到非常费力"。
- 时间：每天运动30~60分钟，你可以一次性完成或分几次完成，每次至少10分钟。多次、短时间运动有助于减轻疼痛。
- 类型：水中运动既可以减轻关节压力，也可以改善心血管功能。选择你喜欢的运动并在新的、更活跃的生活方式中有规律地完成。根据不同时间或不同季节通过增加运动种类来保证运动方案的趣味性。

有氧运动注意事项

- 如果你已经长时间不活跃（不运动），从短时间运动开始（每次10~15分钟）。每2~4周后在每次运动中增加5分钟，逐渐增加到每周至少进行3~4天，每天至少进行30分钟的运动。
- 运动后或许会出现一些不适，但不应感到疼痛，如果运动后疼痛加重超过2小时，下次运动应减少运动时间和运动强度。
- 运动时间比运动强度重要，如果运动强度太大，那么持续的时间就不会太长。此外，高强度的运动也会增加受伤风险。
- 避免剧烈的、高重复性的运动，这一点对关节不稳的人尤为重要。
- 连续几天进行相同类型的运动要改变运动类型，避免过度使用同一关节和重复性压力损伤。
- 运动前、运动中、运动后大量补液。

抗阻运动

有证据表明，在运动计划中增加低至中等强度的抗阻运动是不错的建议。骨关节炎往往伴随肌肉萎缩。抗阻运动能够减轻肌肉萎缩、增强关节周围的肌肉力量。同时抗阻运动还能够维持肌肉质量、改善肌肉功能、促进整体健康。请遵循FITT原则制订抗阻运动方案。

- 频率：每周至少进行两次抗阻训练，两次训练应隔天进行。

- 强度：低到中等强度。当你能举起某一重量15～20次时，就是较低强度。当你只能举起某一重量10～15次时，就是中等强度。

- 时间：取决于运动的组数。一般完成3组，每组10～15次。

- 类型：进行主要肌群的运动，但主要进行关节周围肌肉的运动，这有助于加强和稳定关节。轻阻力的水中运动能减轻关节压力。水中运动时肌肉可以进行全范围的、无痛的活动。可以使用无器械自由重量或有器械的方式锻炼所有主要肌群，两种方法无差别。你没有加入健身房或健身俱乐部吗？没有关系。你可以在家里用较轻的重量、弹力带或自身体重做同样的练习，如俯卧撑、仰卧起坐等练习。

抗阻运动注意事项

- 运动时避免憋气。憋气会导致血压出现大幅度变化，从而增加晕倒或出现不正常心脏节律的风险。如果你患有高血压，那么出现此类风险的概率会增加。

- 开始时重复10～15次，到能完成15～20次重复次数时再增加一组。

其他类型的运动

僵硬、疼痛导致关节灵活性变差，所以骨关节炎患者常常避免运动。运动能够牵拉关节附近的肌肉，可以保持其灵活性，否则，不被使用的肌肉将逐渐萎缩并限制关节活动范围。

- 每天进行柔韧性训练。

- 对所有大肌肉群进行动力性柔韧性训练，可以扩大关节活动范围。

- 避免过度牵拉。

- 瑜伽、普拉提和太极拳能帮助改善肌肉力量和柔韧性，同时还能够减轻疼痛，使人放松。

你的运动方案应使你最大限度地获得运动的好处，尽可能地减少对健康和身体状态产生影响的风险。可以联系已经获得认证的运动专家，他们可以与你和你的医生合作，帮助你制订切合实际的目标，并为你制订安全、有效和有趣的运动方案。

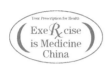 **运动与骨质疏松症**

骨质疏松症是由于骨量流失、骨密度及骨强度降低造成的，其会使骨脆性增加，发生骨折的风险增高。

骨质疏松症经常发生在髋部、脊柱和手腕。据统计，大约3400万美国人存在低骨量问题，称为骨量减少。超过1000万美国人骨量非常低，称为骨质疏松症。骨质疏松症通常发生在女性身上。女性骨量流失更早且更快。事实上，更年期后的5~7年骨量流失可达20%。

肌肉量较少和肌肉力量较弱的人骨量可能更少。平衡能力较差会增加跌倒的风险，跌倒是低骨量者骨折的主要原因，其中髋部和股骨骨折是最严重的。据统计，大约24%的50岁以上髋部骨折的人会在一年内死亡，其余的也可能不能走路，甚至有一些需要家庭护理。

施加外部压力有助于增加骨量，因为力会导致骨适应。实践表明，有氧运动和力量训练有助于预防和治疗骨质疏松症。进行负重有氧运动是不错的选择，因为它给骨骼施加了压力，如进行快走、慢跑、踏板操和跳跃、举重等运动。

骨量是随着生命的不同阶段而变化的。骨量在17~30岁时达到峰值，保持到50岁左右。50岁以后，骨量快速流失。每个阶段的骨健康策略是不同的。从十几岁到30岁，有氧运动和力量训练都能提高骨量。成年人（30~50岁）需要更多的负重有氧运动和力量训练来保持和改善骨量。女性在绝经以后，可以通过运动延迟和减少骨量流失，但可能还不够，她们可能还需要激素替代治疗和适当地摄入钙（1500毫克／天）。

开始运动

● 在开始运动前向医护人员咨询，要求说明可能与你的运动有关的一些事宜，以及可能需要调整的用药量。

● 请遵医嘱服药。

● 开始阶段可以自己先运动。把步行或另一种形式的运动融入你的日常生活中。

● 邀请别人和你一起运动。一起运动的乐趣会更多，会增加你坚持下去的概率。狗狗也是重要的步行伙伴。

● 在社区寻找可行的项目。可以联系一名合适的、有资质的专业人士来帮助你。但当你开始步行时你真正需要的是一双好鞋。

● 使用计步器或其他设备来追踪记录运动进度。慢慢向你的目标靠近，如每天步行10 000步。

有氧运动

美国运动医学会和美国疾病控制和预防中心推荐成年人每周至少进行150分钟的中等强度

有氧运动，或至少进行75分钟的较大强度有氧运动，或两者相结合。他们还建议每周进行两次肌肉力量训练。请遵循FITT原则设计和执行一个安全、有效和有趣的运动方案，具体如下。

● 频率：一周至少进行3～4次有氧运动，逐渐增加到一周5次。

● 强度：中等强度的运动。使用"说话测试"帮助你监测。例如，当以中等速度步行时，尽管心率和呼吸有点加快，但是你应能聊天说话。随着你走的速度越来越快，你的呼吸频率会加快，你说话会困难。此时你就应达到了中等强度或"有点费力"。较大强度的运动会引起心率和呼吸加快。此时，你将很难开口说话了，强度达到了"费力到非常费力"。

● 时间：每天运动30～60分钟。你可以一次完成或者分几次完成，每次至少10分钟。

● 类型：做动用大肌肉群的、有节奏的运动。同时，还要选择跌倒风险较低的运动。走路对髋部骨量有好处。可以穿负重背心来增加强度、给骨骼施加更大的压力。选择你喜欢的运动并在新的、更活跃的生活方式中有规律地完成。根据不同时间或不同季节通过增加运动种类来保证运动方案的趣味性。

有氧运动注意事项

● 如果你已经长时间不活跃（不运动），从短时间运动开始（每次10～15分钟）。每2～4周后在每次运动中增加5分钟，逐渐增加到每周至少进行3～4天，每天至少进行30分钟的运动。

● 游泳、水中运动、骑自行车是很好的有氧运动。然而，这些运动不负重，提高骨量的效果不佳。

● 如果你有骨质疏松症或有椎骨骨折，水中运动是很好的选择。一定要避免扭转、采用动态的腹部肌肉（如仰卧起坐）或过度躯干弯曲（如触摸脚趾或划船）的运动方式。

● 如果你有骨质疏松症，还应避免高冲击性的或接触性的活动。这些活动可能让骨负荷过大或让你处于跌倒的风险中。每次在稳定的平面上进行运动，且进行下一个动作前要监测你的反应。

抗阻运动

有证据表明，中等至较大强度的抗阻运动能够改善或维持骨量。抗阻运动还能改善身体功能，促进身体健康。请遵循FITT原则制订抗阻运动方案，具体如下。

● 频率：每周至少进行两次抗阻训练，两次训练应隔天进行。

● 强度：中等至较大强度（重复8～12次）。最重要的是给骨骼施加压力。如果负重太轻，则不会影响骨量。如果负重太重，则可能超出骨骼的负荷，导致骨折，尤其是骨密度非常低时更容易骨折。

● 时间：动用主要肌群的运动，重复两组。

● 类型：你可以尝试增加下肢力量，从而降低跌倒的风险，但也不要忽视上肢力量。首先，尝试用固定重量器械，这对于身体平衡能力有问题的人来说有帮助。随着力量、平衡能力的提高，逐渐增加自由重量器械。你没有加入健身房或健身俱乐部吗？没有关系。你可以在家里用弹力带或身体重量做同样的练习。

抗阻运动注意事项

● 运动时避免憋气。憋气会导致血压出现大幅度变化，从而增加晕倒或出现不正常心脏节律的风险。如果你患有高血压，那么出现此类风险的概率会增加。

● 如果你有关节问题或其他健康问题，只需做一组主要肌群的锻炼。开始于10～15次重复次数，到能完成15～20次重复次数时再增加一组。

● 请记住，你运动的目的不是要成为一名举重运动员，你的目标是提高肌肉力量和肌肉耐力，更轻松地完成日常活动。

其他类型的运动

● 平衡能力差、肌肉量及肌肉力量减少都是骨折和摔倒的独立危险因素。据统计，50％的老年人有身体平衡性问题。

● 改善平衡能力的运动很容易进行，且容易获益。单脚站立，在平衡板上站立或行走，或者后退走，这些简单的运动应每周至少进行3～4次。

● 采取一些简单的预防措施来降低焦虑和跌倒的风险。如避免在不平坦的地面上进行运动；保证运动区域内没有障碍物。采用平衡支持，如一把椅子、墙壁，或附近的人。

记住：30岁之前，目标是防止骨量流失，应增加骨量，这是骨质疏松症的第一道防线。中年，努力减缓骨量流失，形成新骨量。老年人通过负重运动和抗阻运动，努力维持骨量，降低跌倒的风险。这将帮助你保持独立和提高生活质量。

你的运动方案应使你最大限度地获得运动的好处，尽可能地减少对健康和身体状态产生影响的风险。可以联系已经获得认证的运动专家，他们可以与你和你的医生合作，帮助你制订切合实际的目标，并为你制订安全、有效和有趣的运动方案。

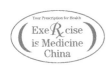

运动与静坐少动

大多数美国人是静坐少动的。他们每天清醒时间的60％都处于静坐状态，包括坐着吃饭，坐着上下班，坐着用电脑或者看电视。当他们不坐着时，一般会做一些轻体力活动，如站立和行走等。

办公室工作人员的情况更糟。他们超过75％的工作时间都是坐着的。对他们来讲，连续坐着超过30分钟是很常见的。过去40年发明出来的节省劳力的设备使美国人的静坐时间增加了43％。

静坐少动有害健康。研究表明，静坐少动增加了各种原因死亡的风险，尤其是死于心血管疾病的风险。静坐少动还会导致肥胖，2型糖尿病和某些癌症。

身体适应了平时的活动水平。例如，身体能适应有规律的运动，也能适应不活跃（不运动）的状态。如果没有规律的举重练习，那么你的身体也不需要更强壮的肌肉。同样，没有规律的有氧运动意味着身体不需要更高的体适能水平。不活跃的肌肉会引起细胞水平的变化。这些变化会进一步恶化血液中脂肪、胆固醇、糖和胰岛素水平，也就增加了患心血管疾病和2型糖尿病的风险。

有规律的体力活动有益健康，但是体力活动也不能减少静坐少动的风险。如果一周除了有规律的体力活动时间，其余时间都是静坐着度过的，那么你的健康可能仍然有出问题的风险。不活跃的人静坐少动增加的风险更大。因此，你需要更加活跃，参加运动，减少不活跃的状态。

我们到底需要减少多少不活跃的状态呢？这个还需要更多的研究来提供精确的指导。然而，静坐少动被打断（间断）是有好处的。每小时打断5分钟即可有益健康。在打断期间，你也不需要做大强度的运动，激活肌肉即可。研究显示，59～82岁的男性和女性，每天通过一些活动代替一小时的静坐，即可降低死亡风险。

有证据表明，有氧运动和力量训练都对健康有益，所以你可以尝试做这两种运动。如果你是刚刚开始运动，那么多做有氧运动。随着时间的推移，逐渐增加抗阻运动。做这两种类型的运动对整体的健康和体适能都有好处。

开始运动

● 请遵医嘱服药。

● 开始运动时要谨慎些，尤其是老年人、身体不那么健康和过去一直不活跃（不运动）的人。

● 寻找打断静坐少动的方法。例如，一个30分钟的电视节目有9～12分钟的广告，不要坐着看；相反，站起来，在房间里走动。在办公室，不要给同事写电子邮件或打电话；相反，站起来，走到他的办公桌前。

- 找一些融入日常生活中的运动。尝试站着做一些运动，即使你平时都是坐着做事。
- 不仅仅是要限制你静坐的时间，还要在你的日常生活中加入更多的运动。
- 在社区寻找可行的项目。可以联系一名合适的、有资质的专业人士来帮助你。但当你开始步行时你真正需要的是一双好鞋。
- 使用计步器或其他设备来追踪记录运动进度。慢慢向你的目标靠近，如每天步行10 000步。

有氧运动和抗阻运动

正如上面所提到的，目前还没有足够的研究证据表明多少运动量是合适的或者需要增加哪些运动。关键是要避免静坐少动的情况。如果你要坐很长一段时间，那就想办法在中间站起来走走。

- 频率和时间：研究表明，每静坐1小时应站起来活动5分钟。每次都活动5分钟也没有必要，每次站起来活动1~2分钟可能效果一样好。
- 强度：中等强度。
- 类型：做动用大肌肉群的有节奏的运动，可以尝试站立、步行或爬楼梯。同时，做一些动用主要大肌肉群的力量训练，可以选择一些日常生活中需要做提起动作的活动。你可以使用较轻的重量、弹力带作为阻力，或者克服自身重力，如俯卧撑和仰卧起坐等练习。肌肉一定要收缩，尤其是下肢肌肉。

其实，变得活跃不需要许多努力，不要担心运动过度的风险，只需站着做平时坐着做的日常工作即可。

你的运动方案应使你最大限度地获得运动的好处，尽可能地减少对健康和身体状态产生影响的风险。可以联系已经获得认证的运动专家，他们可以与你和你的医生合作，帮助你制订切合实际的目标，并为你制订安全、有效和有趣的运动方案。

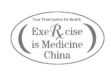

运动与类风湿性关节炎

类风湿性关节炎是一种系统性自身免疫性疾病。它的特点是关节膜内层有炎症，这会导致疼痛、僵硬、发热、肿胀和潜在的严重关节损伤。

随着时间的增加，症状逐渐发生变化。症状突然增加称为耀斑，是常见的现象，且能持续几天或几个月。耀斑期间，关节囊内壁增厚，关节肿胀。类风湿性关节炎的进展会影响关节的软骨和骨，严重的会导致骨融合，最终导致关节畸形和功能丧失，导致身体残疾，降低生活质量。

大约有1%～2%的美国人患有类风湿性关节炎，其中女性是男性的3倍。女性的发病年龄通常在30～60岁，男性的发病年龄较晚。

类风湿性关节炎患者的肌肉力量和关节功能下降，表现为灵活性下降、疼痛增加。过去，类风湿性关节炎患者是被限制进行运动的，因为医生担心运动会加剧关节炎症和关节损伤。幸运的是，有规律的运动并没有恶化症状或增加损害。研究表明，有氧运动是安全的，它能提高类风湿性关节炎患者的有氧能力。抗阻运动也得到了推荐，牵拉和热身也很重要。最好每天能多做几次运动。

有证据表明，有氧运动和力量训练都有益处，所以尽量进行两种运动。如果是刚开始，可以做更多的有氧运动。随着时间的推移，逐渐增加抗阻运动。进行上述两种运动不仅给疼痛和关节僵硬带来益处，还对健康和体适能有好处。重要的是你要保持活跃状态，选择自己喜欢的运动。

开始运动

● 在开始运动前向医护人员咨询，要求说明可能与你的运动有关的一些事宜，以及可能需要调整的用药量。

● 请遵医嘱服药。

● 选择低冲击性或无冲击性的活动。步行、游泳、水上运动和骑自行车都是不错的选择。

● 热身和整理活动可以帮助你避免额外的关节疼痛。

● 把运动分为几次完成。刚开始时，尝试做3次10分钟的运动。设定时间目标，而不是距离目标。

● 缓慢开始。随着时间的推移，逐渐增加运动强度和运动时间。根据需要增加休息次数，根据症状调整运动强度和运动量。

● 先自己开始运动。把步行或另一种形式的运动融入你的日常生活中。

● 邀请别人和你一起运动。一起运动的乐趣会更多，会增加你坚持下去的概率。狗狗也是重要的步行伙伴。

- 在社区寻找可行的项目。可以联系一名合适的、有资质的专业人士来帮助你。但当你开始步行时你真正需要的是一双好鞋。

- 选择能最大程度减震的鞋子和鞋垫。

- 使用计步器或其他设备来追踪记录运动进度。慢慢向你的目标靠近，如每天步行10 000步。

有氧运动

美国运动医学会和美国疾病控制和预防中心推荐成年人每周至少进行150分钟的中等强度有氧运动，或至少进行75分钟的较大强度有氧运动，或两者相结合。他们还建议每周进行两次肌肉力量训练。需注意的是，目前还没有建立类风湿性关节炎患者的FITT指南。可以使用健康成年人的FITT指南，但是要根据自己的关节疼痛程度、稳定性和功能受限状况做出调整。请遵循FITT原则设计和执行一个安全、有效和有趣的运动方案，具体如下。

- 频率：一周至少进行3~4次有氧运动。

- 强度：中等强度的运动。使用"说话测试"帮助你监测。例如，当以中等速度步行时，尽管心率和呼吸有点加快，但是你应能聊天说话。随着你走的速度越来越快，你的呼吸频率会加快，你说话会困难。此时你就应达到了中等强度或"有点费力"。较大强度的运动会引起心率和呼吸加快。此时，你将很难开口说话了，强度达到了"费力到非常费力"。

- 时间：每天运动30~60分钟。你可以一次完成或者分几次完成，每次至少10分钟。而且，较短时间的运动可以减少关节疼痛。

- 类型：水中运动能减少关节压力，提高心血管功能。选择你喜欢的运动并在新的、更活跃的生活方式中有规律地完成。根据不同时间或不同季节通过增加运动种类来保证运动方案的趣味性。

有氧运动注意事项

- 大约85%的类风湿性关节炎患者都会觉得运动不舒服，这会影响运动量。

- 把运动安排在一天中疼痛最轻的时候，也可以选择在止痛药效果最好的时候运动。

- 耀斑期间，你可能无法运动或保持之前的运动量。关节、肌肉疼痛，关节僵硬，肌肉、心理疲劳会使运动更加困难。

- 急性耀斑或炎症发作期间，避免较大强度运动。你应尝试做一些牵拉运动，有助于增加关节活动范围。

- 如果你已经长时间不活跃（不运动），从短时间运动开始（每次10~15分钟），每2~4周后在每次运动中增加5分钟，逐渐增加到每周至少进行3~4天，每天至少进行30分钟的运动。

- 如果运动后两小时疼痛还是比运动前严重，那么下次运动应降低运动强度和运动时间。

- 运动总时间比运动强度更加重要。如果运动强度过大，运动时间就不能太长，否则会增加损伤的风险。

- 避免较大强度、高重复性的运动，尤其是关节不稳定者。
- 连续几天进行相同类型的运动要改变运动类型，避免过度使用同一关节和重复性压力损伤。
- 运动前、运动中、运动后大量补液。

抗阻运动

有证据表明，在运动方案中增加轻至中等强度的抗阻运动是比较好的。类风湿性关节炎经常伴随着肌肉萎缩。抗阻运动有助于逆转肌肉萎缩，也能加强关节周围的肌肉力量，减少损伤风险和更多的关节损害。抗阻运动对其他方面也有好处，能增加或保持肌肉量，提高身体功能，促进身体健康。

- 频率：每周至少进行两次抗阻训练，两次训练应隔天进行。
- 强度：低至中等强度。当你能举起某一重量15~20次时，就是较低强度；当你能举起某一重量10~15次时，就是中等强度。
- 时间：取决于运动的组数。一般来说，做3组，每组重复10~15次。
- 类型：动用主要大肌肉群的运动，尤其是动用关节周围的肌肉，有助于加强关节的稳定性。轻阻力的水中运动能减轻关节压力。水中运动时肌肉可以进行全范围的、无痛的运动。可以使用无器械自由重量或有器械的方式锻炼所有主要肌群，两种方法无差别。你没有加入健身房或健身俱乐部吗？没有关系。你可以在家里用较轻的重量、弹力带或自身体重做同样的练习，如俯卧撑、仰卧起坐等练习。

抗阻运动注意事项

- 运动时避免憋气。憋气会导致血压出现大幅度变化，从而增加晕倒或出现不正常心脏节律的风险。如果你患有高血压，那么出现此类风险的概率会增加。
- 如果你有关节问题或其他健康问题，只做一组主要肌群的锻炼。开始于10~15次重复次数，到能完成15~20次重复次数时再增加一组。

其他类型的运动

僵硬和疼痛会导致关节不灵活。因此，需要经常运动来保持关节的灵活性。同时，应牵拉跨关节的肌肉，否则，未使用的肌肉会缩短，限制关节活动范围。

- 每天都做柔韧性训练。
- 进行主要大肌肉群的动力性柔韧性训练，增加活动范围。
- 避免过度牵拉。
- 瑜伽、普拉提和太极拳有助于提高你的力量和柔韧性，也能帮助你放松和减轻疼痛。

类风湿性关节炎患者运动能力通常较低。但是，即使短时间的少量运动也能有明显的提高，这些提高激励你继续前进。关键是你要开始更活跃的生活方式。

你的运动方案应使你最大限度地获得运动的好处，尽可能地减少对健康和身体状态产生影响的风险。可以联系已经获得认证的运动专家，他们可以与你和你的医生合作，帮助你制订切合实际的目标，并为你制订安全、有效和有趣的运动方案。

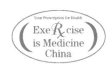 **运动与2型糖尿病**

据统计，约2400万美国人患有2型糖尿病，另有约7900万美国人有发展为2型糖尿病患者的风险。什么是糖尿病？糖尿病系一组由于胰岛素分泌缺陷及（或）其生物学作用障碍引起的以高血糖为特征的代谢性疾病。身体组织（肌肉和脂肪细胞）利用并储存血糖需要胰岛素来控制血糖的进入，当这些组织对胰岛素不够敏感时，糖就会停滞在血液中。糖尿病的主要特点就是长时间不吃东西但血糖仍然会处于高水平。

减少体脂能够使脂肪细胞对胰岛素更敏感。运动也能够提高肌肉细胞的胰岛素敏感性。约80%的2型糖尿病病人为超重或肥胖人群，通过饮食与运动来降低体重和体脂，是很重要的控制血糖水平的措施，同时，还能够降低罹患心血管疾病的风险，预防2型糖尿病。

如果你已经患有2型糖尿病，有规律的运动能够帮助你控制血糖并管理体重。运动能够帮助肌肉和脂肪细胞有效地利用血糖，提高身体的胰岛素敏感性，甚至可以减少对药物的需求。更重要的是，无论你的体重是否减轻，有规律的运动都能够改善健康。

你需要多少运动呢？不活跃（不运动）的人变得活跃可以获得最大的健康益处。努力坚持每周步行150分钟，让有规律的运动成为生活的一部分，这对你的健康能够产生重大影响。关键是要选择自己喜欢的运动，这样你才能够坚持下去并控制血糖水平。

研究表明，有氧运动和肌肉力量训练都有作用，因此，尽量把两者相结合。如果刚开始运动，先以有氧运动为主；随着时间的推移增加抗阻运动。上述两种运动的结合可以给血糖和整体健康体适能水平带来更多益处。

开始运动

● 在开始运动前向医护人员咨询，要求说明可能与你的运动有关的一些事宜，以及可能需要调整的用药量。

● 请遵医嘱服药。

● 尽管运动很重要，但是你的饮食也需要做出改变。

● 开始阶段可以自己先运动。把步行或另一种形式的运动融入你的日常生活中。

● 邀请别人和你一起运动。一起运动的乐趣会更多，会增加你坚持下去的概率。狗狗也是重要的步行伙伴。

● 在社区寻找可行的项目。可以联系一名合适的、有资质的专业人士来帮助你。但当你开始步行时你真正需要的是一双好鞋。

● 使用计步器或其他设备来追踪记录运动进度。慢慢向你的目标靠近，如每天步行10 000步。

有氧运动

美国运动医学会和美国疾病控制和预防中心推荐成年人每周至少进行150分钟的中等强度有氧运动，或至少进行75分钟的较大强度有氧运动，或两者相结合。他们还建议每周进行两次肌肉力量训练。请遵循FITT原则设计和执行一个安全、有效和有趣的运动方案，具体如下。

● 频率：一周至少进行3~4次有氧运动，逐渐增加到一周5次。研究显示，从中等强度到较大强度的运动使肌肉和脂肪细胞对胰岛素的敏感性时长达48小时，因此，应至少隔天进行运动，以更好地控制血糖。

● 强度：中等强度的运动。使用"说话测试"帮助你监测。例如，当以中等速度步行时，尽管心率和呼吸有点加快，但是你应能聊天说话。随着你走的速度越来越快，你的呼吸频率会加快，你说话会困难。此时你就应达到了中等强度或"有点费力"。较大强度的运动会引起心率和呼吸加快。此时，你将很难开口说话了，强度达到了"费力到非常费力"。

● 时间：每天运动30~60分钟。你可以一次完成或者分几次完成，每次至少10分钟。

● 类型：选择一些动用大肌肉群的、有节奏的运动，如快走、自行车和游泳等运动。选择自己喜欢的运动，并维持活跃的生活方式。根据不同时间或不同季节通过增加运动种类来保证运动方案的趣味性。

有氧运动注意事项

● 如果你已经长时间不活跃（不运动），从短时间运动开始（每次10~15分钟）。每运动2~4周后在每次运动中增加5分钟，逐渐增加到每周至少进行3~4天，每天至少进行30~60分钟的运动。

● 如果进行高强度的运动，不能持续较长时间，不仅总能量消耗会减少，而且也会增加损伤的风险。

● 运动前、运动中和运动后要注意补液，但是不要过度补液。过度补液使身体增加额外的重量，容易引起身体过热。

抗阻运动

研究表明，从中等强度到较大强度的抗阻运动是对整个运动计划的很好的补充。它不仅能够改善血糖控制，还能提高并维持肌肉量。抗阻运动可以改善身体功能，促进健康。请遵循FITT原则制订抗阻运动方案，具体如下。

● 频率：每周至少进行两次抗阻训练，两次训练应隔天进行。

● 强度：中等强度运动。当你能举起某一重量10~15次时，就达到了中等强度。当你只能举起某一重量8~10次时，就达到了高强度。请记住，你运动的目的不是要成为一名举重运动员，你的目标是提高肌肉力量和肌肉耐力，更轻松地完成日常活动。

● 时间：取决于运动的组数。

● 类型：可以使用无器械自由重量或有器械的方式锻炼所有主要肌群，两种方法无差别。你没有加入健身房或健身俱乐部吗？没有关系。你可以在家里用较轻的重量、弹力带或自身体重做同样的练习，如俯卧撑、仰卧起坐等练习。

抗阻运动注意事项

● 运动时避免憋气。憋气会导致血压出现大幅度变化，从而增加晕倒或出现不正常心脏节律的风险。如果你患有高血压，那么出现此类风险的概率会增加。

● 如果你有关节问题或其他健康问题，只做一组动用主要肌群的锻炼。开始于10~15次重复次数，到能完成15~20次重复次数时再增加一组。

其他类型的运动

研究表明，对于血糖控制，一周进行3~4次有氧运动和抗阻运动相结合的运动，要比单独进行一种方式的运动效果好。如果你想要减重，那么每周进行3~4次有氧运动则十分重要。

瑜伽和太极拳也有好处。他们能够提高力量和柔韧性并帮助放松。但这两种运动是否能够控制血糖还不确定，需要更多研究来证实。

你的运动方案应使你最大限度地获得运动的好处，尽可能地减少对健康和身体状态产生影响的风险。可以联系已经获得认证的运动专家，他们可以与你和你的医生合作，帮助你制订切合实际的目标，并为你制订安全、有效和有趣的运动方案。

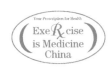 运动与减重

在过去50年，超重和肥胖的成年人的数量大幅度增加。平均每位美国人的体重每年约增加2磅（1磅≈0.45千克）。体重的增加意味着患有2型糖尿病、心脏病、高血压和脑卒中等与肥胖相关疾病人群的增加。

有规律的体力活动和平衡膳食能够帮助你减重。运动不仅能够燃烧卡路里，还能减少身体脂肪，并能降低上述健康问题发生的概率。但最重要的是，无论你想不想减重，有规律的体力活动都能够改善健康。

你需要多少运动呢？不活跃（不运动）的人变得活跃可以获得最大的健康益处，让有规律的运动成为你生活的一部分能够对你的健康产生重大影响。关键是如果你要选择自己喜欢的运动，那么你将会坚持下去直到完成减重目标。

有证据表明，有氧运动和肌肉力量训练都很重要，所以尽量把两者结合。如果刚开始运动，则先以有氧运动为主；随着时间的推移增加抗阻运动。两种运动相结合可以给减重和整体健康体适能水平带来更多益处。

开始运动

● 在开始运动前向医护人员咨询，要求说明可能与你的运动有关的一些事宜，以及可能需要调整的用药量。

● 请遵医嘱服药。

● 体重的改变是以能量的摄入和消耗为基础的。吃进去是摄入能量，一整天的休息和活动是消耗能量。

● 最大的成功在于改变饮食，坚持食用健康且控制卡路里的饮食。

● 制订合理的减重目标，每周减重不超过1～2磅（1磅≈0.45千克）。

● 开始阶段可以自己先运动。把步行或另一种形式的运动融入你的日常生活中。

● 邀请别人和你一起运动。一起运动的乐趣会更多，会增加你坚持下去的概率。狗狗也是重要的步行伙伴。

● 在社区寻找可行的项目。可以联系一名合适的、有资质的专业人士来帮助你。但当你开始步行时你真正需要的是一双好鞋。

● 使用计步器或其他设备来追踪记录运动进度。慢慢向你的目标靠近，如每天步行10 000步。

有氧运动

美国运动医学会提供了减重的指导方针。

- 目标是通过3~6个月的运动降低原体重的5%~10%。
- 改变饮食和运动习惯并能坚持，就能长期减重。
- 每天努力减少卡路里的摄入500~1000Kcal。
- 逐渐增加到每周进行至少150分钟的中等强度体力活动，对整体健康有益。
- 考虑进行更多的运动（每周达到300分钟或更多）来促进长期控制体重。

减重的关键是增加每天活动的总量。无论走得快还是慢，步行距离相等，能量消耗就相同。走得快意味着每分钟所消耗的卡路里增多但是时间减少，走得慢就需要更长的时间。因此，每天尽可能地走更长距离。请遵循FITT原则设计和执行一个安全、有效和有趣的运动方案，具体如下。

- 频率：一周至少进行3~4次有氧运动，逐渐增加到每周5次。
- 强度：中等强度的运动。使用"说话测试"帮助你监测。例如，当以中等速度步行时，尽管心率和呼吸有点加快，但是你应能聊天说话。随着你走的速度越来越快，你的呼吸频率会加快，你说话会困难。此时你就应达到了中等强度或"有点费力"。较大强度的运动会引起心率和呼吸加快。此时，你将很难开口说话了，强度达到了"费力到非常费力"。
- 时间：每天运动30~60分钟，你可以一次性完成或分几次完成，每次至少10分钟。
- 类型：做动用人肌肉群的、有节奏的运动，如快走、骑自行车和游泳等运动。选择你喜欢的运动并在新的、更活跃的生活方式中有规律地完成。根据不同时间或不同季节通过增加运动种类来保证运动方案的趣味性。

最完美的减重计划至少要坚持6个月，在那之后遵循体重维持计划，继续增加体力活动、进行体重监测并减少卡路里的摄入。换句话说，让这成为你新的、健康的生活方式。

有氧运动注意事项

- 如果你已经长时间不活跃（不运动），从短时间运动开始（每次10~15分钟）。每2~4周后在每次运动中增加5分钟，逐渐增加到每周至少进行3~4天，每天至少进行30分钟的运动。
- 如果你进行高强度的运动，无法持续较长时间，不仅总能量消耗过少，而且也会增加损伤的风险。
- 超重会增加关节的负担，选择的运动要最小化损伤风险。如果其他运动方式不舒服，游泳和水中运动是很好的选择，在湿热的天气条件下进行有氧运动也比较好。
- 运动前、运动中和运动后要注意补液，但是不要过量，额外的重量容易使身体过热。

抗阻运动

减重可能会让你的肌肉和脂肪同时减少。有证据表明，中等强度的抗阻训练能够帮助提高和维持肌肉量。抗阻训练可以改善身体功能，促进健康。请遵循FITT原则制订抗阻运动方案。

- 频率：每周至少进行两次抗阻训练，两次训练应隔天进行。
- 强度：中等强度。当你能举起某一重量15~20次时，就是中等强度。当你能举起某一重量8~10次时，就是大强度。请记住，你运动的目的不是要成为一名举重运动员，你的目标是提高肌肉力量和肌肉耐力，更轻松地完成日常活动。

● 时间：取决于运动的组数。

● 类型：可以使用无器械自由重量或有器械的方式锻炼所有主要肌群，两种方法无差别。你没有加入健身房或健身俱乐部吗？没有关系。你可以在家里用较轻的重量、弹力带或自身体重做同样的练习，如俯卧撑、仰卧起坐等练习。

抗阻运动注意事项

● 当你感到疲劳时，不要继续负重。最后几个动作的强度将接近你的最大承受能力，此时血压会升高。

● 运动时避免憋气。憋气会导致血压出现大幅度变化，从而增加晕倒或出现不正常心脏节律的风险。

你的运动方案应使你最大限度地获得运动的好处，尽可能地减少对健康和身体状态产生影响的风险。可以联系已经获得认证的运动专家，他们可以与你和你的医生合作，帮助你制订切合实际的目标，并为你制订安全、有效和有趣的运动方案。

二、简易运动处方

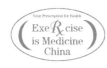 运动与肌萎缩侧索硬化症

肌萎缩侧索硬化症是一种以肌无力和肌萎缩为特征的渐进性疾病，它起病缓慢且没有固定的缓解周期，这种病使人丧失肌肉力量的速度在不同个体间差异很大。有证据表明，运动能够加强肌纤维的力量，可以暂时地加强肌肉力量使个体维持肌肉力量并在较长时间内处于较高的功能水平。提高有氧耐力和关节的全范围活动能力也可以提高功能能力并最小化疼痛。如果被诊断出患有肌萎缩侧索硬化症，制订一个合理的锻炼计划可以帮助你维持肌肉力量并且在一定时期内处于较高的功能水平。

开始运动

● 在开始运动前向医护人员咨询，要求说明可能与你的运动有关的一些事宜。

● 请遵医嘱服药。

● 运动方案的目标要尽量最大化患者的神经肌肉支配功能，避免关节活动受限，以尽可能地达到最大的有氧工作能力、耐力和功能水平。

● 根据你的平衡能力，通过步行或者使用卧式健身车进行适当锻炼（强度以无过度疲劳为宜），每次30分钟每周至少3次。这种运动也可以由几个10分钟构成，中间穿插休息时间。

● 进行低到中等强度的抗阻运动，每周3～5天，进行抗阻运动的这些天你不用进行步行或卧式健身车运动。每组重复8～12次，当进展不佳时可以适当地减少阻力和重复次数。

● 每天进行1～2次主动和被动的牵拉运动，可以帮助你维持和提高关节活动度。

● 注意你在运动中的感受，并根据需要增加休息次数。

● 需特别注意的是，如果在运动中感到极度疲劳，一旦发生肌肉痉挛、肌肉抽搐，应停止运动，并告知医生。

运动时的注意事项

● 只有当运动没有引起过度疲劳时，它才是有益的。如果它阻碍你完成日常活动，那么运动则不再有益。

● 当肌肉无力或身体平衡性降低时你可能需要使用适当的支持性器械。

你的运动方案应最大程度获得健身的好处，尽可能地减少对健康和身体状态产生影响的风险。可以联系已经获得认证的健康和健身专业人员，他们可以与你和你的医生合作，帮助你制订切合实际的目标，并制订可以满足你需要的、安全有效的运动方案。

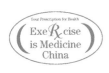

运动与阿尔茨海默病

阿尔茨海默病（俗称老年痴呆症）影响了约400万美国人。研究表明，尽管人们在生活中保持活跃可以帮助降低患老年痴呆症的风险，但却很少有人研究运动对已经患有老年痴呆症病人的影响。即便如此，保持活跃的体力活动仍然是保持你的日常活动能力和提高你的整体生活质量的最好方法。最关键的是要确定什么类型的运动最适合你，要执行最适合你个人需求和自身情况的运动方案。

开始运动

● 和医护人员商议将有规律的运动加入你的治疗计划。

● 请遵医嘱服药。

● 运动方案的目标应是提高你的身体移动能力、日常活动能力及整体健康状况。

● 选择你喜欢并且经常会做的运动，如步行和健美操等运动。团体性健身运动为你的锻炼增添了社交元素。

● 依据你每天和每周的日常生活制订运动方案。例如，在饭后步行10分钟，或者每周两次参加一堂合适的健身课。

运动时的注意事项

● 寻求他人帮助，提醒你定期参加运动。如果你忘记如何正确地进行运动，及时向他人请教。

● 如果你患有骨质疏松症，那么可能会增加骨折的风险。避免那些导致你关节超负荷的运动和增加摔倒风险的运动。每次运动时应采取稳定的姿势，在进一步运动之前要监测你对运动的反应。

你的运动方案应最大程度获得健身的好处，尽可能地减少对健康和身体状态产生影响的风险。可以联系已经获得认证的健康和健身专业人员，他们可以与你和你的医生合作，帮助你制订切合实际的目标，并为你制订可以满足你需要的、安全有效的运动方案。

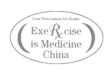 运动与贫血

如果你患有慢性贫血，运动会让你容易疲劳和呼吸短促。因为你的血液中缺乏铁，会携带更少的氧气到工作的肌肉中去，进行体力活动可能会使你感觉更明显。研究表明，有规律的运动可以显著提高耐力和整体体适能水平。最大程度获得运动带来的益处的关键在于你能够锲而不舍地执行已经设计好的运动方案。

开始运动

● 开始执行运动方案之前需咨询医护人员，要求说明可能与运动方案有关的一些特殊事宜。

● 请遵医嘱服药。

● 运动方案的主要目标是提高耐力，选择你喜欢并且能够定期坚持的运动。

● 如果你的体适能水平较低，可以从短时间运动开始（每次10～15分钟），每2～4周后在每次运动中增加5分钟，直至每次运动30分钟，每周运动5次。

● 每周至少进行两次力量训练，动用主要的肌肉群，每次1～3组，每组10～15次。

● 如果需要可以增加运动中的休息次数，运动应是舒服的，不需要勉强。

运动时的注意事项

● 如果在安静状态下血压超过180／110mmHg，不应进行运动。

● 如果你感到胸痛或心绞痛，则应立刻停止运动；如果出现持续的胸痛、心绞痛、呼吸困难或极度疲劳，则应立即就医。

● 高强度运动和脱水可能会增加镰状细胞危象的风险。需密切关注你的运动强度，应维持在目标心率范围内。

你的运动方案应最大程度获得健身的好处，尽可能地减少对健康和身体状态产生影响的风险。可以联系已经获得认证的健康和健身专业人员，他们可以与你和你的医生合作，帮助你制订切合实际的目标，并为你制订可以满足你需要的、安全有效的运动方案。

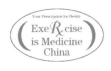

运动与动脉瘤

如果你患有动脉瘤，那么运动会变得可怕。然而，安全和有效的运动方案可以帮助你提高耐力水平和日常活动能力。关键是要确定什么类型的运动最适合你，并且执行满足你个人需求的计划。

开始运动

- 开始执行运动方案之前需咨询医护人员，要求说明可能与运动方案有关的一些特殊事宜。

- 请遵医嘱服药。

- 运动方案的目标应是增加你的耐力水平、关节活动范围和日常活动能力。

- 选择舒适且容易耐受的活动，如散步、游泳，或低强度的运动，如打保龄球等运动。

- 慢慢地开始，重视运动持续时间比重视运动强度更重要。逐渐增加到连续运动15~20分钟，每周3次或3次以上。

- 所有的运动训练，不管是有氧运动还是抗阻运动，应以中至低强度来进行。

- 如果你有步态和身体平衡性问题，则应考虑在运动计划中增加平衡训练。

- 有些瑜伽活动可以帮助你控制血压。但是，如果你有马方综合征，许多瑜伽动作都不被建议，因为可能有关节脱位的风险。

运动时的注意事项

- 你的动脉瘤直径相对于正常血管直径越大，你的锻炼就越受到限制。

- 你在增加运动水平之前一定要咨询医生。

- 不要让你的心率超过100次／分钟。

- 如果你患有马方综合征且关节过度灵活，要避免过度拉伸。

你的运动方案应最大程度获得健身的好处，尽可能地减少对健康和身体状态产生影响的风险。可以联系已经获得认证的健康和健身专业人员，他们可以与你和你的医生合作，帮助你制订切合实际的目标，并为你制订可以满足你需要的、安全有效的运动方案。

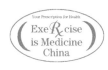 运动与心绞痛

研究表明，有规律的运动对患有稳定型心绞痛的个体有益，因为它对许多影响因素有改善作用，包括高血压、高胆固醇、糖尿病和肥胖。有氧运动，尤其是日常活动，如爬楼梯或携带货物，可以增加全身的血液流动速度并减轻心脏负担。最大程度获得运动带来的益处的关键在于你能够长期锲而不舍地执行已经设计好的运动方案。

开始运动

● 开始执行运动方案之前需咨询医护人员，要求说明可能与运动方案有关的一些特殊事宜。

● 请遵医嘱服药。

● 运动方案的目标应是改善你的心血管健康、增加肌肉力量和耐力、提高关节活动范围。

● 选择低冲击性的活动，如散步、骑自行车或水中运动等，它们涉及大肌肉群而且可以连续地进行。

● 如果你的体适能水平较低，可以从短时间运动开始（每次10～15分钟），并逐渐增加到每次20～60分钟，每周3次或3次以上。

● 每周2～3次轻阻力循环运动和以全身关节为活动范围的运动。

● 密切监测你的运动强度水平，并保持在建议的目标心率范围内。如果需要，那么活动期间需增加休息次数。

运动时的注意事项

● 如果你遇到心绞痛，那么应立即停止运动；如果你感到胸痛、呼吸困难或极度疲劳，那么要立即就医。

● 上半身的运动可能比下半身的运动更容易诱发心绞痛，因为上半身的运动有较高的升压反应。

● 热身和整理运动时间延长可能会降低患心绞痛或其他心血管并发症的风险。

● 如果医生已经给你开了硝酸甘油，请随身携带，尤其在运动时。

● 避免在极端气候条件下进行运动。

你的运动方案应最大程度获得健身的好处，尽可能地减少对健康和身体状态产生影响的风险。可以联系已经获得认证的健康和健身专业人员，他们可以与你和你的医生合作，帮助你制订切合实际的目标，并为你制订可以满足你需要的、安全有效的运动方案。

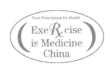

运动与房颤

有规律的运动对房颤患者是有益的，因为它对许多心脏疾病的致病因素有改善作用，如高血压、高胆固醇、糖尿病和肥胖等致病因素。最大程度获得运动带来的益处的关键在于你能够长期锲而不舍地执行已经设计好的运动方案。

开始运动

● 与心脏病医生讨论，把有规律的运动融入你的治疗计划中去。如果可以的话，加入当地医院的心脏康复项目将会很有帮助。

● 请遵医嘱服药。

● 运动方案的目标应是提高你的体适能水平和日常活动能力，增加肌肉力量和耐力，改善关节活动范围，减少受伤风险。

● 选择动用大肌肉群且可以连续完成的运动。

● 如果你的体适能水平较低，从短时间的运动开始（每次10～15分钟），逐渐增加到每次30～45分钟，每周至少运动3次。

● 每周进行3次低阻力、高重复性的力量训练和每周进行3～5次的全身关节活动范围的运动。

● 如果需要可以增加运动中的休息次数。锻炼应是感觉舒适的，而不是有压力的。

运动时的注意事项

● 如果房颤患者同时还患有缺血性心脏病、慢性心脏衰竭或心脏瓣膜病，在设计运动处方时应优先考虑这些疾病。

● 房颤可以是间歇性的，这意味着心脏节律可能前一天正常而后一天便不正常了。可以根据你的感觉来调整运动强度和运动时间，在某些天你可能感觉更疲劳，对锻炼的承受力更低。

● 如果你感觉胸痛、呼吸困难或极度疲劳，请立即停止运动并就医。

你的运动方案应最大程度获得健身的好处，尽可能地减少对健康和身体状态产生影响的风险。可以联系已经获得认证的健康和健身专业人员，他们可以与你和你的医生合作，帮助你制订切合实际的目标，并为你制订可以满足你需要的、安全有效的运动方案。

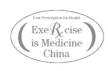 运动与脑损伤

一个安全有效的运动方案在脑损伤后的康复过程中发挥着重要作用。例如，有规律地体力活动可以帮助提高平衡能力和协调性，减少对辅助设备的依赖，增强日常活动的能力，保持独立活动的能力。此外，脑损伤后，进行体力活动的人与不进行体力活动的人相比，前者患抑郁症的可能性较小，他们的生活质量也较高。最大程度获得运动带来的益处的关键在于确定最适合你的运动项目并遵循一个与你的个人需求一致的运动处方。

开始运动

● 开始执行运动方案之前需咨询医护人员，要求说明可能与运动方案有关的一些特殊事宜。

● 请遵医嘱服药。

● 运动方案的目标应是改善你的心血管健康，增强肌肉力量和肌肉耐力，提高关节运动范围，改善独立活动的能力、灵活性和日常活动的能力。

● 避开热闹、拥挤的地方，你更容易集中精力进行运动。

● 如果很难保持平衡或在社区内很难找到合适的路，你可能需要和自己的搭档一起骑自行车或步行。

● 选择动用大肌肉群的、可以连续完成的、低冲击性的运动，如步行、骑自行车或水中运动等。

● 缓慢开始并且逐渐增加你的训练强度和持续时间。如果你的体适能水平较低，从短时间运动开始（每次10~15分钟），逐渐增加到20~60分钟，每周至少进行3~5次。

● 进行抗阻训练和以关节为活动范围的运动，每周两次。

● 如果需要可以增加运动中的休息次数。

运动时的注意事项

● 避免进行超出关节所能承受的负荷或增加跌倒风险的运动，在稳定的位置开始每一项运动，并在运动过程中监测你的反应。

● 四肢动作控制能力的下降可能会限制你进行某些运动。

● 为了满足你的特殊要求，运动器械可能需要进行相应改进。

● 当骑自行车或做其他任何可能发生跌倒的运动时都要穿戴防护头盔，因为第二次头部受伤的严重程度是第一次的3倍。

● 及时向他人请教。

　　你的运动方案应最大程度获得健身的好处，尽可能地减少对健康和身体状态产生影响的风险。可以联系已经获得认证的健康和健身专业人员，他们可以与你和你的医生合作，帮助你制订切合实际的目标，并为你制订可以满足你需要的、安全有效的运动方案。

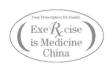 运动与心脏移植

运动在心脏移植后的康复过程中发挥着重要作用，因为它对许多心脏疾病的致病因素有改善作用，包括高血压、高胆固醇、糖尿病和肥胖等致病因素。有氧运动，尤其是日常活动，如爬楼梯或携带货物可以增加全身的血液流动速度并减轻心脏负担。最大程度获得运动带来的益处的关键在于你能够长期锲而不舍地执行已经设计好的运动方案。

开始运动

● 在开始执行运动方案之前需咨询心脏病医生，要求说明可能与运动方案有关的一些特殊事宜。

● 请遵医嘱服药。

● 运动方案的目标应是改善你的心血管健康，增强肌肉力量和耐力，改善灵活性，减少受伤的风险。

● 选择低冲击性的运动，如步行、骑自行车或水中运动。从短时间运动开始（每次10～15分钟），逐渐增加到20～60分钟，每周至少进行3～5次。

● 进行上半身柔韧性训练，但是在手术后至少12周内避免进行传统的力量训练，避免牵拉胸部。

● 如果需要可以增加运动中休息的次数。运动应感觉是舒适的，而不是有压力的。

运动时的注意事项

● 即使你在手术之前积极运动，在手术后的恢复期你的体适能水平仍然可能大幅度下降。密切关注你的运动情况。运动应不仅使你感觉到刺激，而且使你感觉到舒服。

● 如果你感觉胸痛或心绞痛，则应立即停止运动，如果出现持续的胸痛、心绞痛、呼吸困难或极度疲劳，则应立即联系内科医生。如果需要紧急救助请拨打急救电话。

● 延长进行整理运动的时间可以减少运动后心血管疾病并发症发生的风险。

你的运动方案应最大程度获得健身的好处，尽可能地减少对健康和身体状态产生影响的风险。可以联系已经获得认证的健康和健身专业人员，他们可以与你和你的医生合作，帮助你制订切合实际的目标，并为你制订可以满足你需要的、安全有效的运动方案。

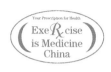

运动与脑性瘫痪

有规律的运动对脑性瘫痪（以下简称"脑瘫"）患者大有益处。它可以改善其身体形象和身体健康的状态，提高其进行日常活动的能力，同时也可以减轻一些脑瘫症状的严重性，如痉挛状态和手足徐动症。最大程度获得运动带来的益处的关键在于你能够执行设计良好的、能够满足你个人需求的运动方案。

开始运动

● 开始执行运动方案之前需咨询医护人员，要求说明可能与运动方案有关的一些特殊事宜。

● 请遵医嘱服药。

● 运动方案的主要目的是改善健康和提高进行日常活动的能力。

● 选择你感兴趣的，并在能力范围之内的运动，如骑卧式自行车等运动。缓慢开始并且逐渐增加运动强度和持续时间。以完成每周3~5次，每次20~40分钟的有氧运动为目标。

● 每周1~2次，每次15分钟步行或借助手摇轮椅行走，目的是扩大你所能达到的距离。

● 推荐使用自由重量器械进行系统的、动用大肌肉群参加的力量训练，每周2次，每次3组，每组重复8~10次。

● 每次运动前和运动后都要进行牵拉练习，目的是提高关节活动度。

● 根据你的反应调整运动计划。如果感觉疲劳而不是精力充沛，你可能是运动过度。

运动时的注意事项

● 抗癫痫和抗痉挛药物可能会降低你所能完成的有氧运动的强度。

● 如果你有手足徐动症，为了保证你的手和／或脚安全，需要使用带子、外衣或手套。运动时确保你可以安全地摘掉这些物品，或者在别人的帮助下摘掉这些物品。

你的运动方案应最大程度获得健身的好处，尽可能地减少对健康和身体状态产生影响的风险。可以联系已经获得认证的健康和健身专业人员，他们可以与你和你的医生合作，帮助你制订切合实际的目标，并为你制订可以满足你需要的、安全有效的运动方案。

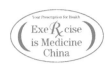

运动与冠状动脉旁路移植术

运动在冠状动脉旁路移植术（即冠状动脉搭桥手术）后的康复过程中发挥着重要作用。它对许多心脏疾病的致病因素有改善作用，包括高血压、高胆固醇、糖尿病和肥胖等致病因素。有氧运动，尤其是日常活动，如爬楼梯或携带货物可以增加全身的血液流动速度并减轻心脏负担。最大程度获得运动带来的益处的关键在于你能够长期锲而不舍地执行已经设计好的运动方案。

开始运动

- 在开始执行运动方案之前需咨询你的医护人员，把有规律的运动融入治疗方案中去。

- 请遵医嘱服药。

- 运动方案的目标应是提高你的心肺耐力，增强肌肉力量和肌肉耐力，改善关节活动范围，减少受伤的风险。

- 选择低冲击性的运动，如步行、骑自行车或水中运动等。从短时间运动开始（每次5~15分钟），逐渐增加到20~60分钟，每周至少3~5次。

- 进行上半身柔韧性训练，但是在手术后至少12周内避免进行传统的力量训练，避免牵拉胸部。

- 如果需要，可以增加运动中的休息次数。你的锻炼应是感觉舒适的，而不是有压力的。

运动时的注意事项

- 即使你在手术前积极运动，在手术后的恢复期你的体适能水平仍然可能大幅度下降。密切关注你的运动强度，心率保持在医生建议范围内的低值。

- 如果你感觉胸痛或心绞痛，请立即停止运动，如果出现持续的胸痛、心绞痛、呼吸困难或极度疲劳，请立即就医。

- 延长运动时间并逐渐降低运动强度，超过10分钟的整理活动可以减少运动后心血管疾病并发症发生的风险。

你的运动方案应最大程度获得健身的好处，尽可能地减少对健康和身体状态产生影响的风险。可以联系已经获得认证的健康和健身专业人员，他们可以与你和你的医生合作，帮助你制订切合实际的目标，并为你制订可以满足你需要的、安全有效的运动方案。

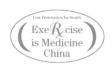

运动与囊性纤维化

研究表明，有氧能力达到较高水平的囊性纤维化患者自我感觉较好，有较好的整体生活质量。囊性纤维化使运动面临挑战，但是有规律的运动可以改善症状，尤其是可以促进黏液清除，对延迟肺功能衰退起到辅助作用。此外，有规律的运动会使你更容易完成日常任务。关键是要确定什么类型的运动最适合你，并执行满足你个人需求的运动方案。

开始运动

● 在开始执行运动方案之前需咨询医护人员，要求说明可能与运动方案有关的一些特殊事宜。

● 请遵医嘱服药。

● 运动处方的目标是改善你的心肺耐力，促进黏液清除，提高日常活动能力。

● 选择自己喜欢的运动，如步行、骑自行车、赛艇和游泳等运动，并由开始的低强度逐渐达到中等强度。

● 缓慢开始并且逐渐增加你的训练强度和持续时间。你可能需要从5～10分钟的短时间运动开始，最终达到每次30分钟，每周至少3次。

● 每天进行3组动用主要大肌肉群的低阻力、高重复次数的力量训练，每组10个，每周两次。

● 使用RPE、呼吸困难量表和心率共同衡量你的运动强度。随着症状的变化调整运动计划。

运动时的注意事项

● 辅助供氧可能会提高你的运动效果。起初你可能需要通过监测自己的氧合血红蛋白饱和度来确定自己补充氧气的最佳水平。

● 避开恶劣的天气状况；在高温条件下运动会使你对液体和食盐的需求增加。

你的运动方案应最大程度获得健身的好处，尽可能地减少对健康和身体状态产生影响的风险。可以联系已经获得认证的健康和健身专业人员，他们可以与你和你的医生合作，帮助你制订切合实际的目标，并为你制订可以满足你需要的、安全有效的运动方案。

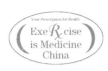 **运动与晚期代谢疾病**

运动对晚期肾病或肝功能衰竭患者的作用前景并不乐观。有报道显示，一些患者通过运动可以改善血压控制、血脂水平，提升整体幸福感。提高你完成低水平活动的能力，意味着你能够保持独立工作和生活而不是变成残疾人。最大程度获得运动带来的益处的关键在于你能够执行设计良好的、能够满足你个人需求的运动方案。

开始运动

- 开始执行运动方案之前需咨询医护人员，要求说明可能与运动方案有关的一些特殊事宜。

- 请遵医嘱服药。

- 运动方案的目标应是改善你的灵活性，提高进行日常活动的能力和整体体适能水平。

- 选择动用大肌肉群的、可以连续完成的、低冲击性的运动，如步行、骑自行车或水中运动等。低强度、长时间的运动比高强度运动更受人喜爱。

- 从短时间运动开始（每次10~15分钟），逐渐增加到20~60分钟，每周至少4次。

- 每周增加2~3次低阻力的、高重复次数的力量训练和扩大关节活动范围的训练。

- 日常活动，如从椅子上站起来或爬楼梯。

- 如果需要可以增加运动中的休息次数。使用RPE和心率量表来衡量你的训练强度。

运动时的注意事项

- 密切关注你的运动强度。如果感到疲劳，应调整运动计划，循序渐进至关重要。

- 透析治疗后对运动的耐受力会有所下降，但是推荐患者在透析期间进行运动。

- 如果你遇到了医疗上的问题，请及时调整运动方案。

你的运动方案应最大程度获得健身的好处，尽可能地减少对健康和身体状态产生影响的风险。可以联系已经获得认证的健康和健身专业人员，他们可以与你和你的医生合作，帮助你制订切合实际的目标，并为你制订可以满足你需要的、安全有效的运动方案。

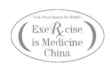

运动与失聪

不要让失聪阻止你进行有规律的运动！一般情况下失聪不会影响有规律的运动带来的健康益处。关键是要找到你喜欢的、感到舒适的运动，这样你才会锲而不舍。

开始运动

● 开始执行运动方案之前需咨询医护人员，要求说明可能与运动方案有关的一些特殊事宜或特殊预防措施。

● 运动方案的主要目标是发现你喜欢的、能坚持的有规律的运动，从而提高整体体适能水平。选择舒适的、熟悉的环境，避免选择增加焦虑感的环境。

● 选择动用大肌肉群的、可以连续完成的运动来改善心肺耐力，如步行、游泳和骑自行车等运动。

● 如果你的体适能水平较低，从短时间运动开始（每次10～15分钟），逐渐增加到30分钟的有氧运动，每周至少5次。

● 每次进行1～3组动用主要大肌肉群的力量训练，每组重复10～15次，每周至少两次。

● 全身心的活动，如瑜伽、太极拳对缓解焦虑、提高放松程度有特别的效果。

运动时的注意事项

● 如果你经常不运动，可以考虑加入一个结构化的、有监管力度的机构来帮助你把有规律的运动变成日常习惯。

● 如果你患有任何其他疾病，如心脏病、高血压等疾病，请遵循医生对这些疾病给出的特殊建议。

你的运动方案应最大程度获得健身的好处，尽可能地减少对健康和身体状态产生影响的风险。可以联系已经获得认证的健康和健身专业人员，他们可以与你和你的医生合作，帮助你制订切合实际的目标，并为你制订可以满足你需要的、安全有效的运动方案。

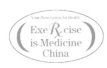 运动与心脏病

运动对不同种类的心血管疾病，包括心脏病的预防和康复发挥着重要作用，原因是它对心脏病的众多危险因素起到积极的改善作用，如高血压、高胆固醇、糖尿病和肥胖等危险因素。有氧运动，尤其是日常活动，如爬楼梯或携带货物可以增加全身的血液流动速度并减轻心脏负担。最大程度获得运动带来的益处的关键在于你能够长期锲而不舍地执行已经设计好的运动方案。

开始运动

- 在开始执行运动方案之前需咨询你的医护人员，把有规律的运动融入你的治疗计划中去。
- 请遵医嘱服药。
- 选择动用大肌肉群的、可以连续完成的、低冲击性的运动，如步行、骑自行车或水中运动等。
- 缓慢开始，逐渐增加你的训练强度和持续时间。
- 如果你的体适能水平较低，从短时间运动开始（每次5~15分钟），每2~4周后增加5分钟的锻炼时间，理论上你最后应达到30~60分钟，每周至少3~4次。
- 如果需要可以增加运动中的休息次数。运动应是感觉舒适的，而不是紧张的。

运动时的注意事项

- 在增加运动水平之前要咨询医生。
- 密切关注你的运动强度，并且把心率控制在医生建议的运动心率范围内。
- 如果你感觉胸痛或心绞痛，请立即停止运动；如果出现持续的胸痛、心绞痛、呼吸困难或极度疲劳，请立即就医。
- 如果医生已经为你开具硝酸甘油，要随身携带，尤其是在运动过程中。
- 避开恶劣的天气状况。

你的运动方案应最大程度获得健身的好处，尽可能地减少对健康和身体状态产生影响的风险。可以联系已经获得认证的健康和健身专业人员，他们可以与你和你的医生合作，帮助你制订切合实际的目标，并为你制订可以满足你需要的、安全有效的运动方案。

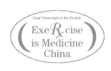

运动与肺康复或心肺移植

运动在肺康复或心肺移植中能起到重要的作用，因为它对有氧能力、肌肉力量、日常活动能力、整体健康水平和幸福感都有积极的影响。此外，研究表明，体力活动可以减轻免疫抑制药物的副作用。最大程度获得运动带来的益处的关键在于你能够长期锲而不舍地执行已经设计好的运动方案。

开始运动

- 在开始执行运动方案之前需咨询医护人员，要求说明可能与运动方案有关的一些特殊事宜。
- 请遵医嘱服药。
- 运动方案的目标应是改善心血管健康，增加肌肉力量和肌肉耐力，增加关节活动度，恢复日常活动能力和改善整体生活质量。
- 选择低冲击性的运动，如步行、骑自行车或水中运动等。开始时每次运动时间较短（10～15分钟），之后逐渐增加到20～30分钟，每周3次或3次以上。
- 每周进行2～3次的低阻力、高重复性的力量训练。
- 每天应进行灵活性运动和／或太极拳运动，以增加关节活动度。
- 在活动期间可增加休息次数。训练应是舒适的，而不是勉强的。

运动时的注意事项

- 即使你在手术之前是活跃的，但在手术后的恢复期你的体适能水平仍然会下降。密切监测你的运动强度并检查是否出现呼吸困难的迹象。
- 如果你遇到胸痛、呼吸困难或极度疲劳，应立即停止运动并联系医生。
- 如果你正在服用免疫抑制药物，应注意在干净的环境中运动，避免生病。

你的运动方案应最大程度获得健身的好处，尽可能地减少对健康和身体状态产生影响的风险。可以联系已经获得认证的健康和健身专业人员，他们可以与你和你的医生合作，帮助你制订切合实际的目标，并为你制订可以满足你需要的、安全有效的运动方案。

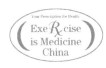

运动与智力障碍

有规律的运动对智力障碍患者有多种好处，包括增加肌肉力量和肌肉耐力、维持体重和减少患许多疾病的风险。心脏病是一种在智障人士中常见的共病，所以医生需要努力减少智障人士患心脏病的危险因素。最大程度获得运动带来的益处的关键在于你能够长期锲而不舍地执行已经设计好的运动方案。

开始运动

- 在开始执行运动方案之前向医护人员咨询，要求说明可能与运动方案有关的一些特殊事宜。

- 运动的主要目的是寻找个人喜欢的、在身体功能范围内的运动。其他目标包括减少身体脂肪、减体重和提高肌肉力量和有氧能力。

- 如果个体的体适能水平较低，可以从短时间有氧运动开始（每次10～15分钟），逐渐增加到每次30分钟，每周5次。

- 推荐的运动包括游泳、步行和骑室内自行车等。

- 肌肉力量对工作完成能力和个人独立性有重要的影响。每周至少进行两次动用主要肌群的抗阻训练，每组重复10～15次，每次1～3组。

- 请遵循标准的奖励规则，建立结构化的环境。奖励制度和积极强化对个人坚持运动计划特别有效。

- 运动中设置音乐以提高依从性和有效性。

运动时的注意事项

- 应始终在监督下运动。

- 虽然力量训练的效果在10～12周就能明显观察到，但心肺耐力的改善可能需要更长的时间（4～6个月）才能观察到。

你的运动方案应最大程度获得健身的好处，尽可能地减少对健康和身体状态产生影响的风险。可以联系已经获得认证的健康和健身专业人员，他们可以与你和你的医生合作，帮助你制订切合实际的目标，并为你制订可以满足你需要的、安全有效的运动方案。

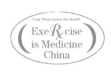 **运动与多发性硬化症**

有规律的运动可以帮助缓解多发性硬化症的疼痛与症状，并且已经被证明能增加肌肉力量和肌肉耐力、增强灵活性和降低跌倒的风险。最大程度获得运动带来的益处的关键在于你能够长期锲而不舍地执行已经设计好的运动方案，但运动不要过量。

开始运动

● 在开始执行运动方案之前需咨询医护人员，要求说明可能与运动方案有关的一些特殊事宜。

● 请遵医嘱服药。

● 运动方案的目标应是一直坚持运动，如果可能的话，提高关节的灵活性、肌肉力量和肌肉耐力，以及心肺耐力。

● 选择低冲击性的运动，如游泳、骑卧式自行车等运动。如果没有步态和身体平衡性的问题，步行是不错的选择，而瑜伽和太极拳能提供额外的身心益处。

● 以低强度、短时间的运动开始，缓慢、逐渐增加运动强度和延长运动时间。目标是每次至少进行30分钟有氧运动，每周3次；每周两次力量训练应隔天进行。在每次运动前应进行牵拉运动，以增加关节活动范围。

● 根据症状的加重或减轻调整运动。监控你对运动的反应，如果感到疲劳，那么可能是运动过量导致的。

运动时的注意事项

● 避免在高温天气和一天中最热的时段（一般从上午10∶00至下午2∶00）运动。避免在运动前、运动中、运动后补充凉的液体。

● 避免高冲击性的运动和增加你跌倒风险的运动，如跑步。

● 切勿在疼痛点运动，如果有疼痛，则应立即停止运动。

你的运动方案应最大程度获得健身的好处，尽可能地减少对健康和身体状态产生影响的风险。可以联系已经获得认证的健康和健身专业人员，他们可以与你和你的医生合作，帮助你制订切合实际的目标，并为你制订可以满足你需要的、安全有效的运动方案。

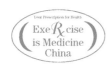

运动与肌肉萎缩症

一个安全有效的运动方案对肌肉萎缩症的症状有着积极的改善作用，它可以增加肌肉力量和肌肉耐力、提高灵活性和减少跌倒的风险。有规律地体力活动还能帮助你改善平衡能力和协调性，提高整体的生活质量。关键是要确定什么类型的运动最适合你，并能执行满足你个人需求的运动方案。

开始运动

- 在开始执行运动方案之前需咨询医护人员，要求说明可能与运动方案有关的一些特殊事宜。
- 请遵医嘱服药。
- 运动方案的目标应是提高你的功能能力和日常活动能力，增加肌肉力量和肌肉耐力，改善关节活动范围，减少受伤的风险。
- 选择你喜欢的、能坚持进行的运动。如果步行太难的话，那么骑自行车、划船、游泳和椅子上的运动都是不错的选择。
- 如果你的体适能水平较低，可以从短时间运动开始（每次10分钟），逐渐增加到20分钟或更长时间，每周4~6次。
- 每周进行3次中低强度的抗阻运动。每次3组、每组10次或更多次。动用相同肌肉群的运动需间隔48小时以上。
- 每天都做全范围关节的牵拉运动，防止痉挛并保持整体的柔韧性。
- 注意在运动中的感受，如果需要，则应增加休息次数。运动应是舒适的，而不是有压力的。

运动时的注意事项

- 如果你有肌强直的肌肉萎缩症或先天性的肌强直，避免在冷水中运动。
- 某些形式的肌肉萎缩症会伴随心脏问题，这可能会限制你的运动能力。
- 避免单独运动，多补液，避免在热的和潮湿的天气条件下剧烈运动。

你的运动方案应最大程度获得健身的好处，尽可能地减少对健康和身体状态产生影响的风险。可以联系已经获得认证的健康和健身专业人员，他们可以与你和你的医生合作，帮助你制订切合实际的目标，并为你制订可以满足你需要的、安全有效的运动方案。

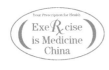

运动与植入心脏起搏器或心脏除颤器

运动在植入心脏起搏器或心脏除颤器后的康复中起到重要的作用，因为它会抵消植入之前发生的失调作用，并减少心脏病的风险因素，包括高血压、高胆固醇、糖尿病和肥胖等风险因素。最大程度获得运动带来的益处的关键在于你能够长期锲而不舍地执行已经设计好的运动方案。

开始运动

● 在开始执行运动方案之前需咨询心内科医生，要求说明可能与运动方案有关的一些特殊事宜。

● 请遵医嘱服药。

● 运动方案的目标应是提高你的日常活动能力，增加肌肉力量和肌肉耐力，保持关节活动范围。

● 运动前测试是必不可少的，它可以确定你在训练中的心率上限。一定要保持你的靶心率低于缺血阈值。

● 选择容易监测强度的运动，如步行、骑自行车或水中运动等。

● 在术后12周内，可以做上半身全关节范围的运动，但应避免任何力量训练，因为可能会牵拉到你的伤口部位。

运动时的注意事项

● 在运动心率和植入的装置速率界点之间，至少保留10％的安全界限。

● 即使你在手术之前是活跃的，但在手术后的恢复期你的体适能也可能降低。用自觉疲劳程度量表（RPE）结合心率密切监测你的运动强度。

● 如果你出现不适当的误放电、胸痛或极度疲劳，应马上停止运动并就医。

你的运动方案应最大程度获得健身的好处，尽可能地减少对健康和身体状态产生影响的风险。可以联系已经获得认证的健康和健身专业人员，他们可以与你和你的医生合作，帮助你制订切合实际的目标，并为你制订可以满足你需要的、安全有效的运动方案。

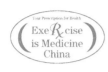 **运动与外周动脉疾病**

　　外周动脉疾病引起下肢动脉狭窄，导致血流量减少、肌肉抽搐，使散步和其他日常活动充满挑战和痛苦。有规律的运动能改善腿部肌肉的血液循环，减少行走的痛苦，甚至可以提高你的整体生活质量。运动可以降低发生心血管疾病的风险。最大程度获得运动带来的益处的关键在于你能够长期锲而不舍地执行已经设计好的运动方案。

开始运动

- 向你的医护人员和康复治疗师咨询，把有规律的运动整合到你的治疗计划中去。
- 请遵医嘱服药。
- 运动方案的目标应是改善由外周动脉疾病引起的疼痛症状，减少引起心血管疾病的风险因素。
- 所有有氧运动都是有益的，步行是外周动脉疾病患者的最佳运动方式。
- 最好的步行节奏是步调因腿部疼痛程度而变化。步行到出现疼痛使你慢下来，然后慢慢地走（如果必要可以停止），直到疼痛减轻，不断重复这一过程。
- 开始时，进行5~15分钟的步行或其他有氧运动即可；逐渐增加你的有氧运动时间，直到能连续运动30分钟或者更长时间。
- 目标是每周至少3次，在增加运动难度前先增加运动时间。

运动时的注意事项

- 有规律的运动可能导致心脏方面出现症状。一旦出现胸痛、极度疲劳或呼吸困难等症状，应立即停止运动并联系医生。
- 寒冷的天气可能会使症状加重。

　　你的运动方案应最大程度获得健身的好处，尽可能地减少对健康和身体状态产生影响的风险。可以联系已经获得认证的健康和健身专业人员，他们可以与你和你的医生合作，帮助你制订切合实际的目标，并为你制订可以满足你需要的、安全有效的运动方案。

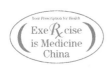 运动与帕金森病

执行安全有效的运动方案可以减轻帕金森病的症状，增加肌肉力量和肌肉耐力，增强灵活性和降低跌倒的风险。有规律的运动还可以帮助你提高平衡能力和协调性，并增强整体生活质量。关键是要确定什么类型的运动最适合你，且能执行满足你个人需求的运动计划。

开始运动

● 在开始执行运动方案之前需咨询医护人员，要求说明可能与运动方案有关的一些特殊事宜。

● 请遵医嘱服药。

● 运动方案的目标应是提高你的功能能力和完成日常活动的能力，增加肌肉力量和肌肉耐力，扩大关节活动范围，减少受伤的风险。

● 选择你喜欢的、能坚持进行的运动。如果步行太难，那么骑自行车、游泳和椅子上的运动是很好的选择。团体健身课程还可以给你的运动增添社交元素。

● 如果你的体适能水平较低，可以从短时间运动开始（每次10～15分钟），逐渐增加到30分钟，每周5次。

● 进行低强度的轻阻力力量训练，包括柔韧性、手眼协调能力、反应训练和预防跌倒的训练。

● 如果需要，活动期间增加休息次数。训练应是舒适的，而不是有压力的。

运动时的注意事项

● 如果疲劳对你来说是一个问题，尝试在早上把运动当作第一件事情完成。

● 如果你有发生跌倒或肌肉僵硬（变得僵直）的风险，那么进行站立性运动时需扶住椅子，或用椅子上的运动来代替。

● 避免单独运动，及时向他人请教。

你的运动方案应最大程度获得健身的好处，尽可能地减少对健康和身体状态产生影响的风险。可以联系已经获得认证的健康和健身专业人员，他们可以与你和你的医生合作，帮助你制订切合实际的目标，并为你制订可以满足你需要的、安全有效的运动方案。。

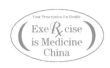

运动与小儿麻痹症或小儿麻痹后遗症

如果你从小儿麻痹症疾病中恢复过来，那么你也会继续遭受疲劳、肌肉和关节疼痛的折磨。有规律的运动能显著提高下肢力量和有氧运动能力。此外，有规律的运动能帮助你维持健康体重和降低发生其他疾病的风险。最大程度获得运动带来的益处的关键在于你能够长期锲而不舍地执行已经设计好的运动方案。

开始运动

● 在开始执行运动方案之前需咨询医护人员，要求说明可能与运动方案有关的一些特殊事宜。

● 运动方案的目标应是提高你的灵活性、完成日常活动的能力和整体体适能水平。

● 选择喜欢的、在你的身体功能范围内的运动，如骑卧式自行车、水中运动等。目标是每次进行20~30分钟的有氧运动，每周3次，中等至较大强度。

● 每次做3组动用主要肌群的力量训练，每组重复10~15次，每周2次。

● 每天做牵拉运动以扩大关节活动范围，防止挛缩。

● 慢慢地开始，逐渐增加运动强度和运动持续时间。如果需要，那么在运动期间增加休息次数。

运动时的注意事项

● 在前两个月，考虑在训练有素的健康专家指导下运动，并监测你的运动反应，以帮助你坚持执行运动方案。

● 如果你在运动中遇到痉挛，应降低运动强度和增加恢复期。

● 渐进性疲劳表明你运动过度，应减少运动强度。

你的运动方案应最大程度获得健身的好处，尽可能地减少对健康和身体状态产生影响的风险。可以联系已经获得认证的健康和健身专业人员，他们可以与你和你的医生合作，帮助你制订切合实际的目标，并为你制订可以满足你需要的、安全有效的运动方案。

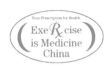 **运动与脑卒中**

执行安全有效的运动方案在脑卒中（俗称脑卒中）后的康复过程中有非常重要的作用。有规律的运动有助于提高你的平衡能力和协调性，减少对辅助设备的需求，并提高整体的生活质量。最重要的是，运动可以降低再次脑卒中的风险。关键是要确定什么类型的运动最适合你，并能执行满足你个人需求的运动方案。

开始运动

- 向你的医护人员和治疗师咨询，把有规律的运动整合到治疗计划中去。
- 请遵医嘱服药。
- 运动方案的目标应是提高你的灵活性和整体体适能水平，减少将来可能导致脑卒中的危险因素，如高血压等。
- 选择舒适且容易耐受的运动，如椅子上的运动、水中运动或骑卧式自行车。
- 运动中加强脊柱矫正和旋转将会帮助你提高肌肉力量和改善身体姿态，同时能帮助你完成日常的活动。
- 慢慢地开始运动，逐渐增加运动强度和运动持续时间；密切监测你的运动强度，心率保持在靶心率范围内。
- 咨询医生你服用的药物对心率和血压有什么样的影响，了解运动时它们处于什么数值范围是正常的。
- 每周运动3～5次。
- 全天可以做多个较短周期（每次5～10分钟）的运动，这样有助于满足你需要的运动量。
- 可能需要改进健身器材，以适应你的特殊需求。

运动时的注意事项

- 在增加活动水平之前一定咨询你的医生。
- 四肢关节活动度和控制能力的下降可能会限制你做某些运动的能力。
- 避免进行超过关节所能承受的负荷或增加跌倒风险的运动。每次都应在稳定的位置开始运动，并在运动之前注意你的反应。运动后24小时出现轻到中度的肌肉酸痛是正常的。极度疼痛或运动后疼痛通常表明需要降低运动强度。
- 在力量训练期间不要憋气，因为这可能会导致血压的大幅度变化。当进行有氧运动时，如步行或骑自行车，要能够一边运动，一边说话或唱歌。
- 及时向他人请教，如让健身专家观看你做运动，以保证运动的正确性和安全有效性。

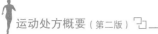

　　你的运动方案应最大程度获得健身的好处，尽可能地减少对健康和身体状态产生影响的风险。可以联系已经获得认证的健康和健身专业人员，他们可以与你和你的医生合作，帮助你制订切合实际的目标，并为你制订可以满足你需要的、安全有效的运动方案。

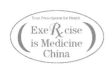

运动与心脏瓣膜病

运动对许多形式的心血管疾病包括心脏瓣膜病的预防和康复都有很重要的作用，因为它对许多致病因素都有改善作用，包括高血压、高胆固醇、糖尿病和肥胖等致病因素。虽然运动不会改善心脏瓣膜的机械功能，但它能提高你的日常活动能力。最大程度获得运动带来的益处的关键在于你能够长期锲而不舍地执行已经设计好的运动方案。

开始运动

● 在开始执行运动方案之前需咨询医护人员，要求说明可能与运动方案有关的一些特殊事宜。

● 请遵医嘱服药。

● 运动方案的目标应是提高你的日常活动能力，增加肌肉力量和肌肉耐力，改善关节活动范围，减少受伤风险。

● 选择低冲击性的运动，如步行、骑自行车或水中运动，这些运动涉及大肌肉群且可以连续完成。

● 如果你的体适能水平较低，可以从短时间运动开始（每次10~15分钟），逐步增加至20~60分钟，每周3次或3次以上。

● 如果需要的话，在活动期间增加休息次数。你的训练应是舒适的，而不是有压力的。

运动时的注意事项

● 如果你有明显的主动脉瓣狭窄和肺动脉狭窄，要避免力量训练。

● 密切监测你的运动强度，心率保持在推荐的靶心率范围内。

● 如果你遇到胸痛、呼吸困难或极度疲劳，应立即停止运动，及时联系你的医生。

你的运动方案应最大程度获得健身的好处，尽可能地减少对健康和身体状态产生影响的风险。可以联系已经获得认证的健康和健身专业人员，他们可以与你和你的医生合作，帮助你制订切合实际的目标，并为你制订可以满足你需要的、安全有效的运动方案。

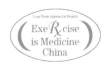 **运动与视觉障碍**

有规律的运动能够帮助你保持健康的体重、提高免疫力、缓解压力、改善睡眠及更加精力充沛。不要因为害怕或是缺乏自信就放弃参加运动。视觉障碍一般不会影响运动带来的健康益处。关键是要找到你喜欢的运动并享受其中，这样你才能长期坚持你的运动计划。

开始运动

• 向你的医生咨询，把有规律的运动整合到你的日常活动中去。

• 运动方案的主要目标是找到你喜欢且会坚持的有规律的运动来提高整体体适能水平。选择感到舒服、熟悉的环境，避免在增加焦虑感的地方进行运动。

• 为了改善心肺耐力，你应选择低冲击性、动用大肌肉群的运动，如步行、游泳及骑室内功率车等运动。如果你的平衡能力不好，那么可以用扶手做支撑。

• 如果你的体适能水平较低，可以从短时间运动开始（每次10～15分钟），逐渐增加到20～60分钟，每周至少2～3次。

• 每周至少进行两次力量训练，每次进行1～3组针对主要肌群的训练，每组重复10～15次。定期牵拉可以改善关节的活动范围。

运动时的注意事项

• 如果你患有其他疾病，如心脏病、高血压，请遵从医生给出的建议。

• 及时向他人请教。

你的运动方案应最大程度获得健身的好处，尽可能地减少对健康和身体状态产生影响的风险。可以联系已经获得认证的健康和健身专业人员，他们可以与你和你的医生合作，帮助你制订切合实际的目标，并为你制订可以满足你需要的、安全有效的运动方案。